평생 넘어지지 않는
몸을 만드는

스쿼트 발뒤꿈치 쿵

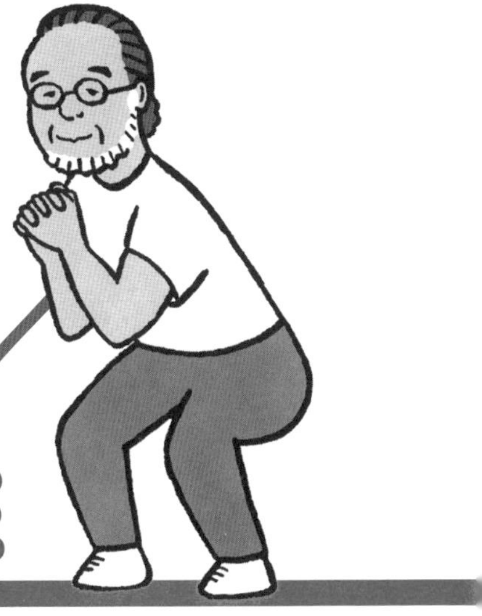

평생 넘어지지 않는
몸을 만드는

스쿼트
발뒤꿈치 쿵

가마타 미노루 지음 | 이윤미 옮김

cypress
싸이프레스

목차

제1장
먼저 몸만들기부터!
누구나 할 수 있는 근육 단련

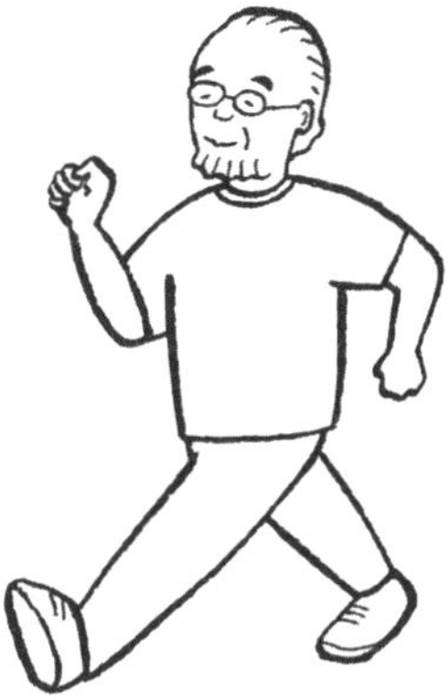

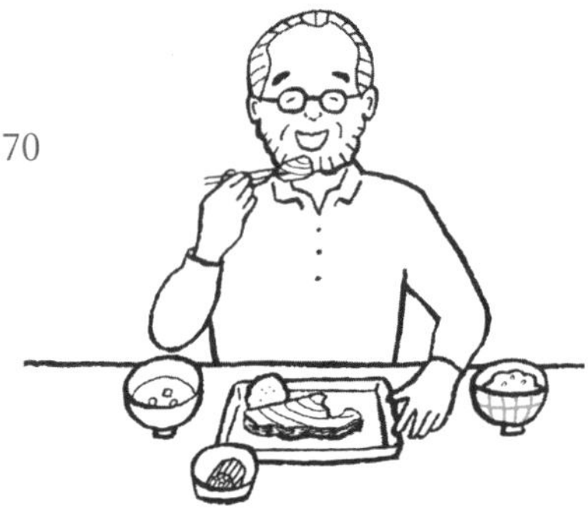

제3장
인생 마지막 날까지 팔팔하게 살기 위해서 스트레스 줄이는 마음의 근육 단련

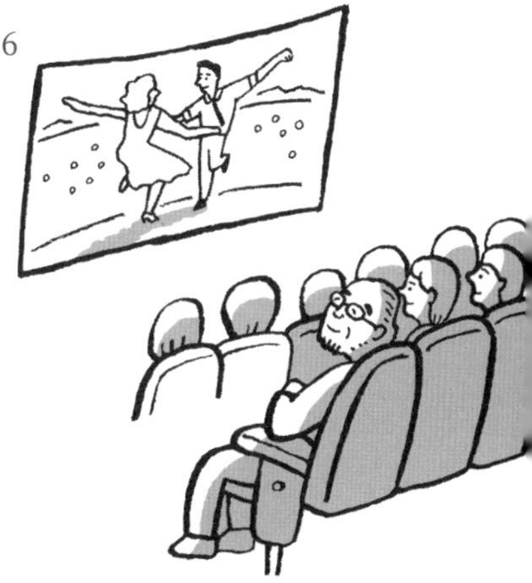

들어가는 말

근육 단련으로 나이 들어도 팔팔하게 살자

3년 전, 67세에 체중이 80kg까지 늘었다. 내 키는 171㎝다. 고등학생 때 몸무게가 72kg이었고, 그 후 조금씩 불어나서 많이 나갈 때는 75kg까지 나갔지만 거의 70kg대 초반을 맴도는 수준을 유지했다. 살짝 통통한 정도는 괜찮다고 생각했는데 점점 '살짝 통통'한 정도를 넘어서고 있었다.

이래서는 문제가 있는 것이 아닐까?

그즈음 눈이 침침해지고 체력이 쇠하는 느낌도 들었다. 위기감을 느껴 조치를 취해야겠다고 생각했을 때, 10년 이상 강연 현장에서 사람들에게 추천해 온 스쿼트와 발뒤꿈치 쿵 운동이 머릿속에 떠올랐다. 그전에도 가끔 집에서 하기는 했지만 그때부터는 매일 착실하게 실천했다.

그러자 조금씩 체중이 줄고 움직임이 가벼워졌다. 집에서 하는 운동만으로는 부족하게 느껴져서 가끔 근처에 있는 헬스클럽에도 다녔다. 몸에 좋은 일을 하고 있다고 생각하니 먹는 것에도 신경이 쓰였다. 운동 후에 단것은 자연스럽게 먹지 않게 되었다.

3년이 지나 70세가 된 지금 체중은 70.9kg이다. 60kg대가 코앞이라니 기쁘다. 허리는 9㎝나 줄었다. 나는 맛있는 음식 먹는 것을 매우 좋아해서, 어제도 직장 동료와 함께 푸짐한 러시아 요리를 양껏 즐겼는데 71kg을 유지했다. 아무래도 근육이 붙어서 신진대사가 좋아졌기 때문에 체중이 쉽게 붙지 않는 것 같다.

체중 감량만을 목적으로 근육 단련을 하는 것은 아니다. 요 몇 년 사이, 근육이 주목받고 있다. 운동을 해서 근육을 강화하면 혈당이 줄고 혈압도 내려간다. 그리고 '마이오카인'이라는 근육 작동성 물질이 분비되어 암이나 치매, 우울증을 예방할 수도 있다는 사실이 알려졌다.

현재 일본인 천만 명 이상이 지방간인데, 지방간을 개선하거나 간경변으로 진행되는 것을 막기 위해서도 스쿼트와 걷기를 꾸준히 하면 좋다.

또, 고혈압이 약 천만 명, 예비군을 포함한 당뇨병이 약 2천만 명, 뇌혈관 질환이 약 118만 명, 예비군을 포함한 65세 이상 치매가 862만 명에 달한다고 한다.
이와 같은 질환을 예방하고 또 악화시키지 않으려면 스쿼트와 발뒤꿈치 쿵 운동과 같은 근육 단련과 뼈 단련 그리고 단백질 중심 식단을 시작하기 바란다.

근육 단련과 뼈 단련은 고령자에게 닥친 심각한 문제인 근육 쇠약(나이가 들거나 생활 습관으로 인해 일어나는 허약)을 예방하는 데에도 효과가 있다. 일본 내무성이 발표한 《2018년 판 고령사회백서》를 보면 65세 이상인 사람이 간병을 필요로 하게 된 원인의 36.5%가 쇠약·골절·넘어짐·관절 질환 등 운동 기능과 관련된 증상이나 사고라고 한다. 그렇기 때문에 근육 단련과 뼈 단련이 중요한 것이다.

'운동은 젬병'이라며 꽁무니를 빼는 사람도 내가 실천하는 스쿼트와 발뒤꿈치 쿵 운동은 어렵지 않으니까 꼭 시도해 보기 바란다. 이도 저도 안 되는 사람이라면 이 두 가지만 해도 충분하다고 단언할 수 있을 만큼 효과적인 운동이다.
의사인 나는 이 두 가지를 집중적으로 실천해서 엄청나게 건강해졌다.

80세도, 90세도 늦지 않았다. 처음에는 미미하게 느껴질 수 있지만 변화는 반드시 나타난다. 가벼운 운동으로는 부족한 사람을 위해서 강도 높은 스쿼트도 소개한다.

스쿼트와 발뒤꿈치 쿵 운동을 소개하면서 근육에 좋은 식사와 활기찬 생활을 위한 마음가짐도 함께 실었다. 내일을 즐겁게 살기 위한 근육 단련에 꼭 도전해 보기 바란다.

스쿼트와 발뒤꿈치 쿵으로 3년 전보다 훨씬 젊어졌다

살이 빠졌을 뿐 아니라 복근이 생기고 허벅지에 보기 좋게 탄력이 생겨, 옷을 입는 것이 즐거워졌고 걷는 속도도 빨라졌다.

3년 전, 67세

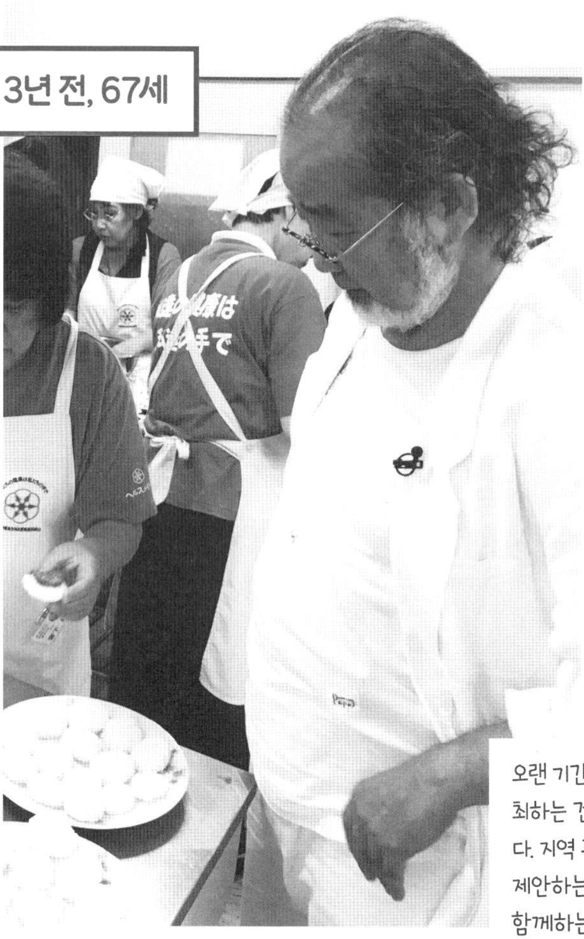

오랜 기간 나가노현(長野県)에서 주최하는 건강 관리 캠페인에 참여했다. 지역 주민들에게 몸에 좋은 요리를 제안하는 식생활 개선 추진위원들과 함께하는 자리였다. 건강 메뉴를 개발하면서 정작 내 배는 '살짝 통통'을 넘어서 두둑한 인격이 드러나 버렸다.

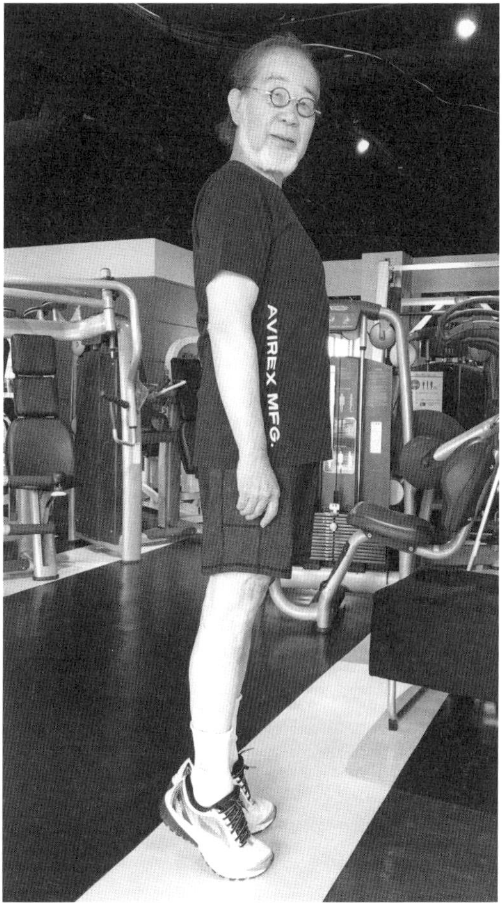

현재 70세

몸무게 9kg 감량. 허리둘레 9cm 감소. 타이트한 옷을 입을 수 있으니까 멋을 부리는 일이 즐겁다. 몸이 가벼워진 데다가 근육이 받쳐 주니까 내 몸에 자신감이 생겼다.

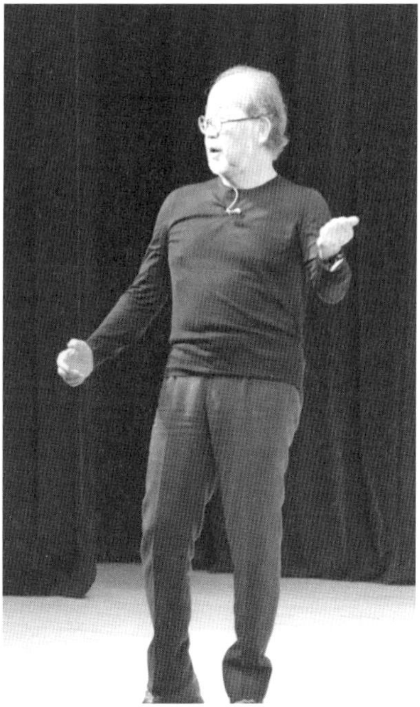

근육은 누구에게나 중요하다! 중장년의 큰 고민인 '쇠약'

나는 체중이 늘어 위기감을 느끼고 착실하게 운동을 해서 근육의 놀라움에 눈떴다. 많은 중장년층이 쇠약을 심각하게 고민하는데, 근육 단련은 쇠약 예방에도 효과가 있다. 쇠약(frail)이란, 나이가 들면서 근력이 쇠하고 활력이 떨어져 자꾸 집에 칩거하려고 하는 등 심신이 전반적으로 쇠퇴함을 가리킨다. 많은 사람이 쇠약 단계를 거쳐 간병이 필요한 상태가 된다고 한다. 쇠약은 크게 나누어 세 가지 종류가 있다.

1 전신 쇠약

근육의 양과 질의 저하, 골다공증, 관절 질환 등으로 인해 발생한다. 뼈, 관절, 근육, 신경 등 운동기관이 약해져서 이동 기능이 저하된 상태를 '로코모티브 신드롬(locomotive syndrome·운동기능 저하 증후군)'이라고 한다.

2 구강 쇠약

입 주위 근육이 쇠하여 씹기, 마시기 등 먹는 기능이 떨어지면 영양 상태가 나빠지기 때문에 몸 전반에 걸쳐 점점 근육이 약해진다. 연하성 폐렴(폐에 이물질이나 그 속에 포함된 세균 등이 들어가서 나타나는 급성 폐렴)의 원인이 되기도 한다.

3 사회적 쇠약

사회와의 연결 고리가 줄고 외출이 귀찮아져서 자꾸 집에만 들어앉아 있으려고 한다. 마음이 허약해지며 활동성이 떨어진다. 근력이 강화되면 도전 호르몬이 분비되어 마음도 강해진다. 몸과 마음은 연결되어 있다는 사실을 잊지 말자.

연령에 따른 신체 근육량의 변화

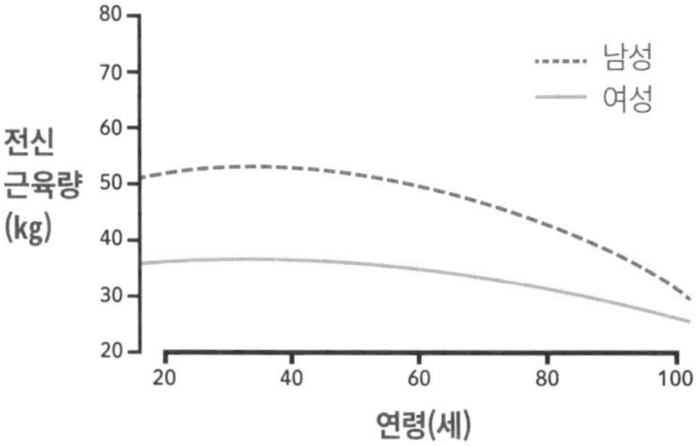

중년에 대사 증후군을 걱정하던 사람이 60세가 넘어도 살을 빼려고 하는 경우가 있다. 하지만 60대부터는 체중을 줄이려다 오히려 건강을 잃을 수 있다. 긴 인생을 활기차게 살아가려면 40, 50대에는 대사 증후군을 개선하는 방향으로 대책을 세우는 것이 좋다. 하지만 60대부터는 살짝 통통해도 괜찮으니까, 근육에 승부를 걸어야 한다.

《일본노년의학회잡지》 47권 1호 참고

사르코페니아 테스트

사르코페니아(sarcopenia)라는 말은 그리스어로 '근육의 부족(poverty of flesh)'을 뜻한다. 나이가 들면 근육의 양과 질이 떨어지는 사르코페니아가 나타나며 심해지면 걷거나 활동하는 데 지장이 생긴다.

종아리의 가장 두꺼운 부분을 양손 엄지와 검지로 감쌌을 때, 아래의 어떤 그림과 비슷한지 비교해 보면 사르코페니아의 가능성을 스스로 점검할 수 있다.

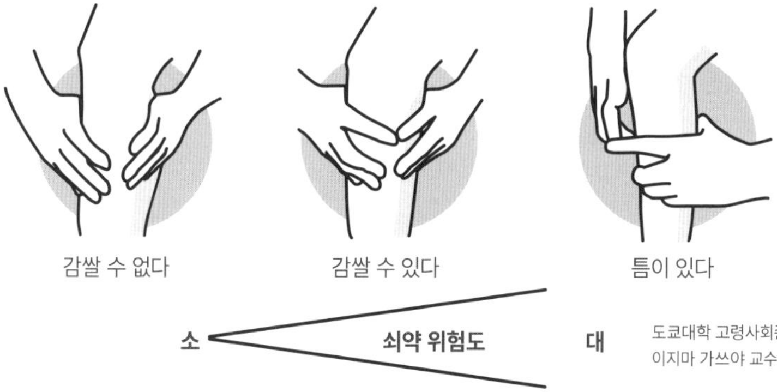

도쿄대학 고령사회종합연구기구
이지마 가쓰야 교수의 연구 참고

시니어 쇠약 체크 리스트

1개 항목 이상: 쇠약 예비군, 3개 항목 이상: 쇠약 가능성 있음.

체중	★특별히 감량을 시도하지 않았는데 체중이 6개월에 2kg 이상 감소했다.
식사	★단백질 식단(단백질을 신경 써서 섭취함)은 하지 않는다. ★차를 마시거나 국물을 먹다가 목이 막히는 일이 있다.
근력	★젖은 수건을 비틀어서 물기를 꼭 짜내지 못한다. ★병이나 페트병의 뚜껑을 쉽게 열지 못한다. ★의자에 앉은 상태에서 무언가를 짚지 않으면 일어서지 못한다. (40대인 경우에는 의자에 앉아 있다가 한 발만 딛고 일어서지 못함)
권태감	★쉽게 피로를 느낀다. ★기력이 없다.
보행 속도	★길을 걸으면서 앞사람을 추월하는 일은 없다.

근육 단련을 시작하자

오래 살기보다 중요한 것은 인생 마지막 날까지 건강하게 살기

이제는 '100세 시대'라는 말이 전혀 어색하지 않을 정도로 그야말로 '장수시대'에 돌입했다.
일본에서 100세가 넘은 고령자는 48년 동안 계속 증가해 왔으며, 그 인구는 약 7만 명에 달한다. 숫자로만 보아도 100세 시대는 현실감을 띠고 있다고 할 수 있다.

그런데 '100세까지 살고 싶다'고 진심으로 바라는 사람은 과연 얼마나 될까? 물론 오래 살 수 있다면 더할 나위가 없다. 하지만 몸이 불편하거나 장애가 있어도 계속 오래 살고 싶은 사람은 별로 없을 것이다. 대개는 '건강할 수 있다면', '경제적으로 여유가 있으면'이라는 전제하에 오래 살기를 바란다.
나 역시 삶은 '길이'가 아니라고 생각한다. 골골거리며 100세까지 살기보다는 인생 마지막 날까지 팔팔하게 살고 싶다.
죽을 때까지 간병을 받을 필요 없이 자립하여 좋아하는 일을 하고 먹고 싶은 것을 먹는다. 그리고 어느 날 꼴까닥 죽는다. '팔팔 꼴까닥'이야말로 최고의 죽음이라는 생각이 든다.

나는 '몇 살까지 살고 싶다'는 바람은 없지만 '이렇게 살고 싶다'는 인생의 목표는 몇 가지 있다.
80세까지 이라크 난민 캠프에 가서 아이들을 진찰하고 싶고, 85세가 되어도 좋아하는 재즈를 들으러 갈 때 지하에 있는 라이브 하우스에 두 다리로 걸어서 내려가고 싶다.
또 90세가 되어도 연극이나 영화를 보러 갈 수 있는 다리와 허리, 그리고 인지 기능을 유지하고 싶다. 93세까지 취미인 스키를 타고 싶다는 꿈도 가지고 있다.
좋아하는 일을 한창 즐기고 있을 때 갑자기 심장발작으로 죽는다면 그야말로 최고다. 정말 그렇게 죽을 수 있다면 좋겠다. 지금 저승사자가 데리러 와도 아쉽지 않도록 최선을 다해 살고 있다.

그렇다면 언제까지고 좋아하는 일을 하겠다는 꿈을 이루기 위해서는 지금 무엇을 해 두면 좋을까?

몇 년 전부터 진지하게 그런 생각을 하게 되었다.

48세, 공황장애가 찾아왔다

나는 48세 때 처음으로 공황장애가 온 것을 계기로 내 건강을 의식하게 되었다. 당시 나는 스와중앙병원 원장으로 근무하고 있었는데 일을 하다가 갑작스럽게 심장 박동이 빨라지는 발작성 빈맥과 비정상적인 발한이 나타나 고생을 했다.
증상이 나타나면 서 있기는커녕 앉아 있기조차 힘들어서 한 시간 정도 누워 있어야만 했던 일도 잦았다. 아마도 당시 내게 '중년의 위기'가 찾아왔던 것 같다.

내과 전문의로서 20년 넘게 지역 의료에 종사하며, 나가노현에서 주최하는 건강 관리 활동을 성공적으로 이끌어 온 내가 정작 자신의 건강은 돌보지 않았다.
'이래서는 안 되겠다. 내 인생을 생각해야 한다.'
그렇게 생각한 나는 52세에 병원장을 그만두기로 했다. 그 후 CEO가 되었지만 56세에 조기 퇴직했다. 일하는 방식과 사는 방식을 완전히 바꾸기로 한 것이다.
그러자 의료 활동이나 자원봉사, 강연, 집필 활동이 바쁘기는 해도 좋아하는 일을 즐기는 여유가 생겼다. 공황장애를 겪었다는 사실이 거짓말인 것처럼 몸도 마음도 활기를 되찾았다.

여섯 가지 병이 있어도 무너지거나 포기하지 않는다

그렇긴 해도 70년이나 살다 보면 몸의 많은 부분에 고장이 나고 이상 신호가 생긴다. 64세와 66세 때 스키를 타다가 넘어져서 두 번이나 뼈가 부러졌다. 수술을 받지 않고 삼각건으로 고정하고 난민 캠프에 갔다가, 교감신경 과긴장 증후군이 나타나 왼손 손가락을 전혀 움직일 수 없게 되었다.
그 후유증은 지금도 계속되어 무거운 것을 들면 손가락이 굽은 채로 돌아오지 않거나 자다가 손가락을 움직일 수 없어서 잠에서 깨는 일도 있다.
게다가 무릎 반월 연골판도 망가졌고 허리에는 척추관 협착이 있어 왼발 끝부분은 항상 저린다. 65세 무렵부터는 발작성 심방세동이 가끔 발생하며, 유전적으로 당뇨병에 걸릴 가능성도 크다. 물론 노안도 있고 청력도 떨어졌다.

한 가지 병이 있으면 오히려 장수한다는 말도 있는데, 70년이나 쓴 몸은 한 가지는 고사하고 대여섯 가지 지병을 얻었다.

그렇지만 나는 거기서 무너지지 않는 것이 중요하다고 생각한다.

부상을 당하거나 질병에 걸려도 몸을 잘 다스리면서 약점을 보완해 가면 되는 것이다.

'팔팔 꼴까닥'의 해답은 근육 단련에 있었다

나는 지금 '팔팔 꼴까닥'을 실현하기 위해서 근육 단련에 힘쓰고 있다.

죽을 때까지 좋아하는 일을 하기 위해서 필요한 것? 정답은 '근육'이다.

되돌아보면 부상을 당했거나 몸에 이상이 생긴 것도 모두 '근육의 쇠퇴'가 원인이었다는 생각이 든다.

실은 30대 초반과 40대 중반에도 스키를 타다가 넘어져서 뼈가 부러진 적이 있는데, 그때는 내 스키 기술의 문제라고만 생각했다. 그런데 논문을 찾아보니 근육은 20세를 정점으로 쇠퇴한다는 사실을 알 수 있었다. 그러니까 그때도 이미 근육이 서서히 쇠하여 몸을 지탱하는 힘이 줄었기 때문에 넘어지고 뼈가 부러지는 일이 생긴 것이다.
50세부터는 매년 근육이 1%씩 감소한다고 하는 논문도 있다.
그렇다면 93세까지 스키를 계속 타려면 더더욱 근육을 단련해야 한다.

그래서 본격적으로 운동과 식사로 근육을 늘리는 근육 단련을 시작했더니 효과는 생각 이상으로 놀라웠다. 혈당과 혈압, 콜레스테롤 등 모든 수치가 정상이 되었고 골밀도는 130%가 되었다.
허리둘레는 9㎝나 줄어 대사 증후군이 개선되었고 몸무게는 9kg이나 빠졌다. 겉보기에도 몸에 탄력이 생기니 멋 부리는 것도 즐길 수 있게 되었다.
70세나 먹고 이렇게까지 변할 수 있을 줄은 상상도 못 했다.
특히 스쿼트와 발뒤꿈치 쿵 운동은 10년 이상 전부터 강연에서 꾸준히 추천해 왔는데, 이번에 몸소 그 효과를 실감할 수 있었다.

이 책에는 40년 넘게 건강 관리 캠페인을 해온 의사로서 효과가 검증된 '최강의 근육 단련법'에 관하여 이야기한다. 70세가 넘은 지금도 실제로 실천하고 있는 방법들로 아주 단순하기 때문에 누구나 생활 속에서 지속하며 근육을 단련할 수 있다.

내 인생의 주인공이 되자

TV에서는 매일같이 새로운 건강 정보가 소개된다. 의사와 건강 전문가들이 몸에 좋다는 식품과 각종 트레이닝 방법을 이것저것 추천해 의욕적으로 따라 해 보지만 지속하기란 쉽지 않다. 또한 아무리 주위에서 추천하는 건강법을 열심히 실천해도 암이나 뇌졸중에 걸리기도 하고 돌연사를 하는 경우도 있다.

유행이나 정보에 휩쓸리다 보면, 마지막 순간을 맞이할 때 '그만큼 건강을 위해서 이것저것 다 했는데 이렇게 빨리 가다니!' 하고 후회할 수밖에 없다.

건강 관리에서 무엇보다 중요한 것은 '자기 결정'이다.

삶의 주인공은 나, 내 몸의 주인도 나 자신이다. 그렇다, 내 인생은 스스로 결정해야 한다.

건강을 지키기 위해 정말 중요하다고 생각하는 것을 전부 이 책에 담았다. 부디 '나의 삶을 지키기 위해서 무엇을 할지 스스로 결정한다'는 마음으로 이 책을 읽기를 바란다.

'이 방법이 괜찮아 보이는걸' 하는 생각이 든다면 먼저 한 가지를 시작해 본다. 그러다가 '이것도 한번 해 볼까' 하는 생각이 들면 그것도 실천하면 된다.

또 한 가지, 건강 관리의 중요한 비결은 '이렇게 되고 싶다'고 하는 구체적인 비전을 가지는 것이다.

90세가 될 때까지 가까운 온천으로 당일치기 여행을 다니고 싶다. 85세에 하프마라톤을 뛰고 싶다. 손자 결혼식에 두 다리로 걸어서 참석하고 싶다. 살아 있는 동안은 해외여행을 계속 다니고 싶다. 이러한 활동은 모두 근육과 관련이 있다. 근육에 승부를 걸어야 한다. 망상이라도 좋으니 자신이 꿈꾸는 이상적인 미래를 그려 보자. 목표가 있으면 왠지 해낼 수 있을 것 같은 기분이 든다. 이제 인생을 마지막 순간까지 120% 즐기기 위한 근육 단련을 시작하자!

시니어 근육 단련의 원칙

근육이 무너지면 삶도 무너진다. 건강하고 즐거운 삶을 위해 나이 들수록 근육을 챙겨야 한다.

1 저금보다 저근(貯筋)

잡지를 보면 '노후를 대비하려면 ○○만 원 저금하라'는 식의 특집이 자주 실리는데, 돈보다 먼저 근육을 저축하라고 말하고 싶다. 최근 10년 사이에 놀라운 근육의 기능이 밝혀졌다. 운동을 하여 근육을 강화하면 혈당과 혈압이 떨어진다. 마이오카인이라는 근육 작동성 물질이 분비되어 암이나 치매, 우울증을 예방할 수도 있다. 마이오카인은 '젊음을 되돌려주는 호르몬' 또는 '만능 호르몬'으로 불린다. 건강하고 즐거운 인생을 실현해주는 것이 바로 근육이다.

2 '하루라도 오래 살기'가 아니라 '살아 있는 동안 즐겁게'

'100세 시대'라고 하는데, 100세까지 살고 싶은가? 나는 언제 죽어도 괜찮다고 생각하고 있지만 죽는 날까지 건강하게 좋아하는 일을 하며 살고 싶다. 중요한 것은 '삶의 길이(length of life)'가 아니라 '삶의 질(quality of life)'이다. 질 좋은 삶을 위해서라도 근육에 승부를 걸어야 한다. 근육은 30대부터 줄어들기 시작하니 사실 40대나 50대부터 의식하고 신경 쓴다면 이상적이겠지만, 80세나 90세여도 괜찮다. 우락부락한 근육이 아니라 즐겁게 하루하루를 살기 위한 아주 약간의 근육을 만드는 것이다.

3 몸만들기도 구체적인 목표가 있어야 한다

앞으로 무엇을 하면서 인생을 즐기고 싶은지 망상에 가까워도 좋으니까 꼭 생각해 보기 바란다. 나는 80대 이후에도 스키 타기와 해외 자원봉사를 하고 싶다는 목표가 있다. '가족과 온천 여행 가기'도 좋고 '근처에 혼자 걸어가서 장보기'라도 괜찮다. 작은 목표에서부터 몸만들기를 시작하다 보면 자연스럽게 노력할 의지가 생겨난다.

4 어제보다 조금 나은 오늘

작은 변화를 느끼면 의지를 갖고 지속할 수 있다. 운동 효과와 몸의 변화는 사람마다 각양각색으로 나타난다. 예전보다 숨이 덜 찬다, 계단을 올라갈 수 있게 되었다, 걷는 것이 편해졌다. 체중이 많이 나갔다면 몸무게가 0.2kg 빠지는 정도라도 괜찮다. 작은 변화라도 느껴지면 기분이 좋아지고 쾌감 호르몬인 도파민이 분비되어 즐기면서 실천할 수 있다.

5 몸-음식-마음의 삼각 균형. 먼저 몸부터 시작하는 것을 추천한다

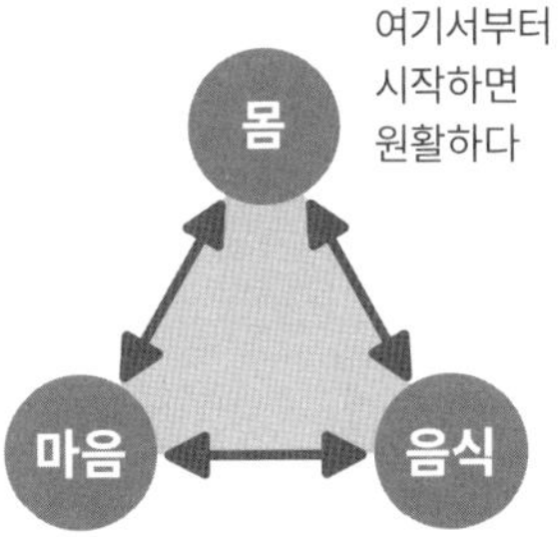

몸-음식-마음은 서로 연관되어 있다. 몸에 이상이 있을 때는 건강한 마음을 갖는 것이 중요하다. 마음이 지쳤을 때는 몸이 건강해야지 마음을 달래줄 수 있다. 몸과 마음은 밀접하게 연결되어 있으며 양쪽으로 음식이 큰 영향을 끼친다. 이 몸-음식-마음의 삼각형이 균형을 이루는 것이 매우 중요하다. 삼각 균형을 갖추려면 몸-음식-마음 어디에서 시작해도 괜찮지만, 나는 몸 만들기부터 시작하기를 권한다. 몸에 좋은 변화가 생기면, 몸을 생각해서 식사에 신경 쓰게 되고 마음에도 잡념이 사라져 긍정적으로 바뀌는 식으로 원활하게 이어진다. 먼저 '간단한 운동'부터 시작해 보자.

6 무리하지 않는다

내가 소개하는 건강법의 기본 중의 기본이다. 몸에 이상을 느낄 때는 무리하게 운동하지 않도록 한다. 또 어디 아픈 데가 있으면 상태를 지켜보거나 병원에 가서 진찰을 받아 원인을 파악한다. 인생은 기니까 여유를 가지고 잘 추스른 다음, 몸이 좋아지면 다시 시작하면 된다.

무리하지 않는 건강장수 실천 교실

스쿼트와 발뒤꿈치 쿵의 놀라운 효과를 널리 알리고 싶다

나는 연간 100일 정도 전국을 다니며 강연회를 한다. 요즘은 건강 관리를 주제로 한 강연회가 많아져서 그 자리에서 근육 단련 스쿼트와 발뒤꿈치 쿵 운동의 시범을 보이는 일도 드물지 않다.

그중에서도 사가현(佐賀県)은 건강 관리 캠페인에 열심이다. 사가신문에 건강하게 오래 살기를 테마로 매월 칼럼을 연재하고 있는데 어느새 20회를 넘어섰다. 또, 사가현에 본사가 있는 미즈 미조카미약국과 협업을 해서 '무리하지 않는 건강장수 실천 교실'을 개최하고 있다.

수강생은 600명인데 40~80대 중장년층이 많다. 근육 단련 스쿼트와 발뒤꿈치 쿵을 1세트 10회 × 1일 3세트, 걷기는 현재 상태보다 10분 더 걷는 것을 목표로 각자의 체력에 맞춰서 계속하도록 했다. 또한 채소와 단백질을 충분히 섭취하는 식사의 중요성을 강의하며 매일 식단표를 기록하도록 제안했다.

니시규슈대학 재활학부의 오타오 히로시 교수가 6개월 동안 계속 실천한 수강생들을 대상으로 첫 성과를 집계했는데, 반가운 결과가 나왔다.

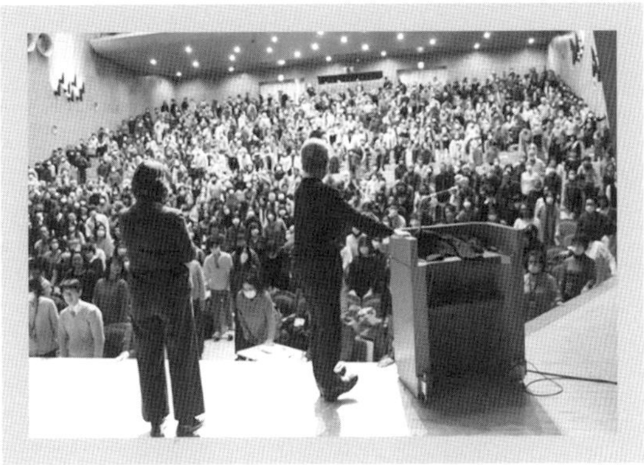

6개월 전에 체력을 측정할 때는 수강생의 다수가 몸이 뻣뻣하고 복근이 약하고 한 발로 잘 서지 못하는 경향이 두드러졌다. 6개월이 지난 지금은 대부분 골격근량이 증가했으며 복근과 하지근력, 보행 균형도 개선되었다. 더불어 골밀도와 한 발로 서기, 보행 속도, 주의력 항목에서도 개선되는 경향이 나타났다.

무리하지 않는 건강장수 실천 교실 프로그램

사가현에서 6개월간 실시한 건강 관리 프로그램에 40~80대 중장년층 600여 명이 6개월간 참여했다. 근육 단련 운동을 통한 체력증진과 식생활 개선을 목표로 누구나 무리하지 않고 꾸준히 실천할 수 있는 프로그램을 만들었다.

체력 증진	근육 단련 스쿼트 1세트(10회) × 하루 3세트
	발뒤꿈치 쿵 운동 1세트(10회) × 하루 3세트
	평소에 하던 것보다 하루에 10분 더 걷기
식생활 개선	단백질과 채소를 충분히 섭취하는 식단 짜기
	매일 식단표 기록하기

'무리하지 않는 건강장수 실천 교실' 참가자들은 프로그램 종료 후에도 정기적으로 모여서 운동을 하거나 식생활 스터디를 한다. 6개월간의 성과가 나타났기 때문에 점점 의지를 불태우는 수강생도 많아지는 것 같다.

수강생들의 목소리

6개월 동안 건강 관리 프로그램에 참여해 운동과 몸에 좋은 식사를 지속하면서 긍정적인 변화를 체감하는 사람이 늘었다. 사람마다 변화의 속도는 각기 다르지만 조금씩 개선되고 있다는 것이 중요하다.

마르고 근육이 없는 체형인데 체지방률이 줄고 체중은 아주 약간 증가했어요. 근육량이 늘었다고 하니 기쁩니다.

고질병이었던 허리 통증이 나타나지 않습니다.

식단 기록표를 작성하니까 자극이 됩니다. 식탁에 깐 투명 매트 밑에 끼우거나 벽에 붙여 두고, 매일매일 채소와 단백질을 섭취하고 있는지 확인하지요.

체력 측정하는 날이 기다려져요. 명확하게 숫자로 개선 결과를 확인하면 계속하고 싶은 마음이 절로 듭니다.

현상 유지만 한다면 충분하다고 생각했는데 체력이 좋아지니까 젊어진 기분입니다.

지긋지긋한 무릎 통증이 사라졌어요.

난민 캠프 운동 프로그램

누구든지 언제 어디서나 할 수 있는 운동

근육 단련 스쿼트와 발뒤꿈치 쿵 운동을 보급하는 활동은 해외에서도 실시하고 있다. 2만 명을 수용하는 이라크 난민 캠프의 집회소에서 근육 단련 스쿼트와 발뒤꿈치 쿵 운동을 지도해 왔다. 캠프에는 운동이 부족한 사람이 많고, 지나치게 살이 쪄서 BMI가 높은 사람도 의외로 많이 있다. 운동 지도와 함께 식사 지도도 병행하였다. 그렇게 6개월 동안 BMI 수치를 체크한 여성 32명의 데이터를 보면 87.5%가 개선되는 결과를 보였다.

전쟁과 테러에 위협을 받는 난민 캠프 사람들에게, 늘 긴장 속에서 생활하기 때문에 더더욱 자기 건강 관리가 중요하다고 말해 왔다.

이렇게 긍정적인 결과가 수치로 나타나기 시작하니 나에게도 자극이 되었다.

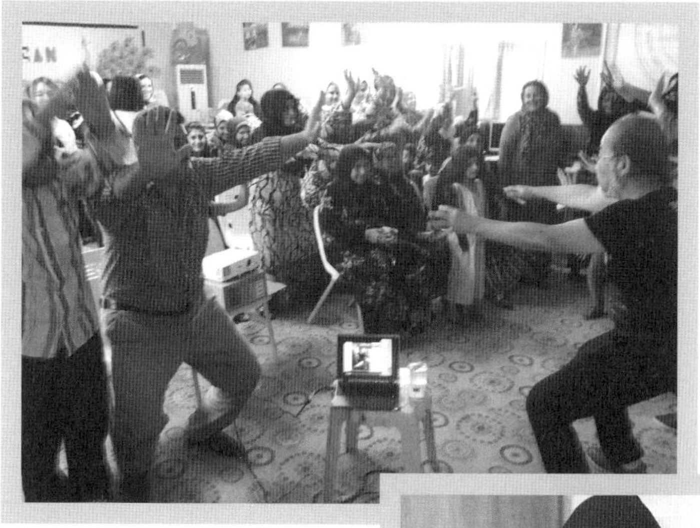

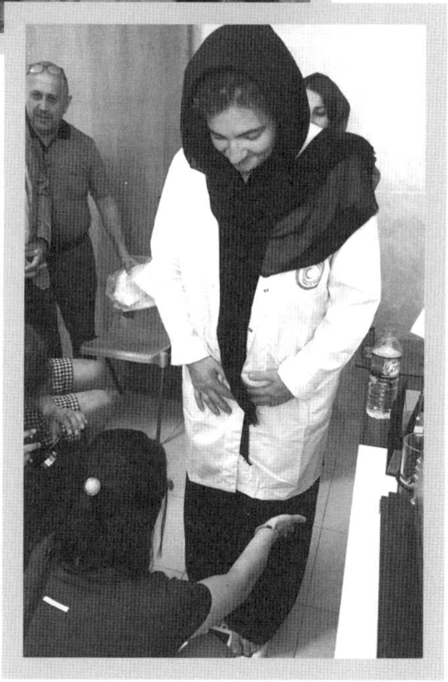

난민 캠프 집회소에서 근육 단련 스쿼트와 발뒤꿈치 쿵 운동을 지도하고 있다. 종교와 민족이 달라도 함께 모여 체조를 하는 사이, '건강 민주주의'가 탄생한다.

내가 대표로 있는 JCF(일본체르노빌연대기금)가 만든 이라크 PHC(Primary Health Care) 진료소. 현지 의사와 간호사에게도 체중 관리의 중요성을 알리기 위해서 체중계를 마련했다. 현지 의료 종사자의 체중을 체크했더니 BMI가 33이다. 상당한 비만인데 자기는 몰랐다며 웃는다.

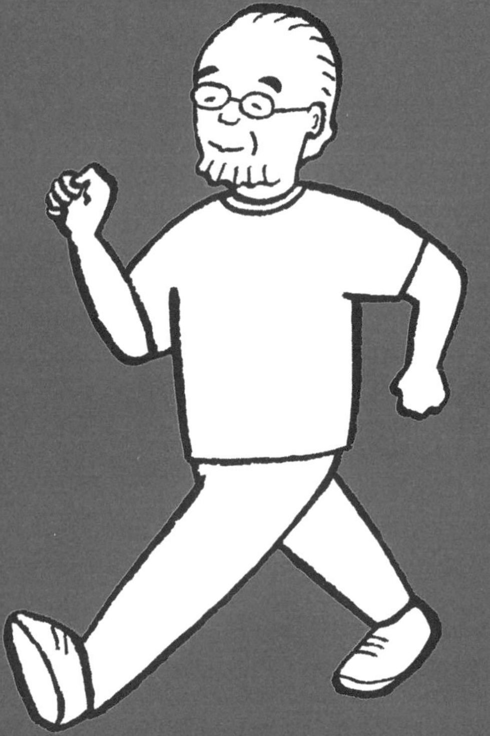

제1장

먼저 몸만들기부터!

누구나 할 수 있는 근육 단련

• 시니어의 몸 관리 •

몸과 마음은 밀접하게 연결되어 있으며
양쪽 모두 음식에 큰 영향을 받는다.
나이가 들어서도 활력 있는 삶을 위해서는
몸-음식-마음의 삼각형이 균형을 이루는 것이 매우 중요하다.
먼저 몸을 돌보는 것으로 시작해 보자.

지난 3년간 근육 단련 스쿼트와 발뒤꿈치 쿵 운동을
꾸준히 하면서 내게는 놀라운 변화가 있었다.
강도를 조절할 수 있도록 고안했기 때문에
나이에 상관없이 누구나 도전할 수 있다.
일단 이것만 해도 좋으니까 꼭 시도해 보기 바란다.

운동을 해서 몸에 좋은 변화가 생기면
매사에 긍정적인 태도로 임하게 된다.
바로 내가 좋은 본보기라고 할 수 있다.

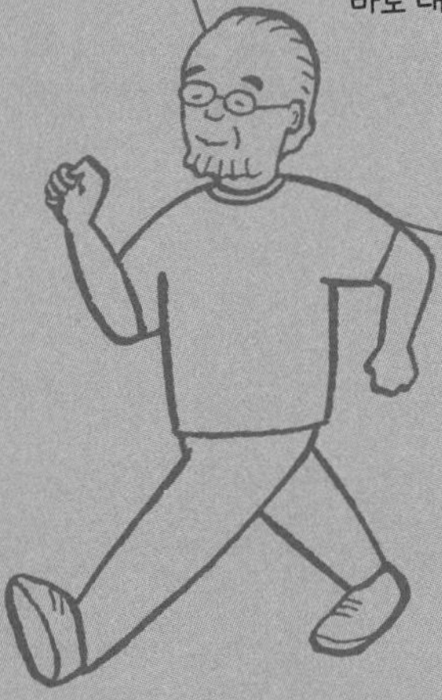

15년간 해 왔다!

언제 어디서나 할 수 있는 근육 단련 스쿼트

건강하게 오래 살기 위해서 나는 매일 스쿼트를 빠트리지 않고 꼭 실천한다. 강연회나 방송에 나가 건강에 관하여 말할 기회가 있으면 반드시 소개하고 시범도 해 보인다. 연간 100회 가까이 강연회를 하는데, 거의 모든 곳에서 근육 단련 스쿼트와 발뒤꿈치 쿵 운동을 함께한다. 2천 명이 모여서 다 함께 근육 단련 스쿼트를 하는 모습은 장관이다. 전국의 재해 지역이나 이라크 난민 캠프에서도 다 함께 실천했다.

허벅지와 허리도 날씬해진다

왜 이렇게 스쿼트를 열심히 하는가 하면, 스쿼트만큼 효율적이면서 손쉽게 허벅지를 단련할 수 있는 트레이닝은 없기 때문이다.

그렇다, '허벅지'는 건강하게 오래 사는 비결의 열쇠를 쥔 중요한 부위다. 젊음을 되돌려주는 꿈의 물질이라고 하는 '마이오카인'을 가장 효율적으로 분비시키는 데는 무엇보다도 허벅지가 관건이기 때문이다.

여성은 다리가 굵어질까 봐 걱정할 수도 있는데, 괜찮다. 피하지방이 근육으로 바뀌므로 오히려 수축되고 탄력이 생긴다. 나는 허벅지, 허리, 엉덩이도 날씬해져서 양복을 수선해야 했다.

젊음의 호르몬 마이오카인을 분비시키려면 허벅지가 중요하다!

마이오카인이란 근육 작동성 물질의 하나인데, 운동을 하면 근육에서 분비된다. 최근 발표된 연구결과에 따르면 마이오카인이 분비되면 혈당과 혈압이 낮아질 뿐만 아니라, 암이나 뇌졸중, 당뇨병, 치매, 그리고 우울증의 위험도 줄어들 가능성이 있다고 한다.
마이오카인의 놀라운 효과가 밝혀지면서 젊음을 되돌려 주는 꿈의 호르몬, 만능 호르몬으로 불리게 되었다. 이 마이오카인은 운동을 하면 모든 근육에서 만들 수 있지만, 몸에서 가장 근육량이 많은 허벅지를 의식적으로 단련함으로써 효율적으로 분비시킬 수가 있다. 내가 추천하는 스쿼트가 바로 그 방법이다.

자신의 체력에 맞춰서 가장 적합한 스쿼트를 고르자

단, 스쿼트라고 해도 모든 방법이 다 좋은 것은 아니다. 허벅지 근육, 그중에서도 대퇴 사두근, 내전근, 햄스트링에 제대로 압력을 가하는 것이 핵심인데, 잘 안 되는 사람이 의외로 많다. 아무쪼록 내가 오랜 세월 동안 체험하며 진화시켜 온 근육 단련 스쿼트를 실천해서 효율적으로 단련하기 바란다.

근육 단련 스쿼트에는 반동 스쿼트, 의자로 하는 스쿼트, 슬로 스쿼트, 슈퍼 스쿼트 네 종류가 있다.

모든 스쿼트 동작을 할 때는 등뼈가 굽지 않도록 움직이며, 무릎을 굽혔을 때 무릎이 발가락 끝보다 앞으로 나오지 않고, 발바닥 전체로 바닥을 밟고 서는 것이 중요한 포인트다. 이 세 가지를 의식하면서 10회 1세트로 하루에 3세트씩 실시한다.

아무런 도구도 필요하지 않기 때문에 언제 어디서나 할 수 있는 것이 스쿼트의 장점이다. 나는 TV에 광고가 나올 때 스쿼트 하는 것을 선호한다. 광고가 시작되면 허겁지겁 일어나 그 자리에서 스쿼트를 한 세트 한다. 식사를 끝내고 하는 것도 좋아한다. 식후에 운동을 하면 혈당이 완만하게 상승한다고 한다.

불면증이 있는 사람은 아침에 스쿼트를 하면 좋다. 햇볕을 쬐면서 운동을 하면 세로토닌이 분비되고 그것이 밤이 되면 멜라토닌(수면 유도 작용을 하는 호르몬)으로 바뀌어 잠들기 쉬워진다.

허벅지를 단련하면 계단이나 언덕길을 오를 때 훨씬 수월하다. 걷는 것도 뛰는 것도(내가 좋아하는 스키도!) 즐거워진다. O자형 다리로 고민하는 사람에게는 탁월한 효과가 있다. 무릎 관절통이 줄어들기도 한다. 덤으로 젊음을 되돌려주는 호르몬까지 나오니, 스쿼트는 그야말로 가성비 최고다.

요즘 나는 허벅지에 보기 좋게 근육이 붙어서 탄력이 생겼다. 내 비록 흔한 '할배'지만, 허벅지만큼은 누구에게도 지지 않는 나만의 매력 포인트라고 할 수 있다.

체험담

스쿼트를 꾸준히 하면 생활이 즐거워진다

스쿼트를 실천해서 몸에 긍정적인 변화를 경험한 주위 사람들의 목소리를 소개한다.

다도를 가르치는데, 60대 후반부터 무릎이 아파서 정좌를 하는 것이 힘들어졌어요. 이 상태로는 좋아하는 다도를 포기해야 한다는 생각에 쓸쓸히 지내다가, 스쿼트를 알게 되어 매일 조금씩 꾸준히 했습니다. 체형에는 변화가 없지만, 일어섰다 앉았다 하는 것이 훨씬 편해졌고 오랜 시간만 아니라면 정좌도 할 수 있게 되었답니다. _71세, 여성

당뇨병으로 오랫동안 가마타 선생님께 치료를 받았어요. 걷기와 식사요법을 실천했습니다. 헤모글로빈 A1c 수치가 7.4였는데 스쿼트를 매일 했더니 6.8로 개선되었습니다. 마음도 밝아졌지요.
_61세, 남성

건강 검진에서 대사 증후군 경고를 받았습니다. 걷기와 스쿼트, 발뒤꿈치 쿵 운동을 시작했더니 체중이 줄고 혈액 데이터가 개선되어 몸을 움직이는 일이 즐거워졌어요. 우울했던 기분도 긍정적으로 바뀌었습니다.
_45세, 여성

만성 심부전으로 치료받고 있는데, 점점 움직이기 힘들어졌습니다. 그래서 의자를 붙잡고 간단한 스쿼트를 시작했습니다. 그랬더니 집 안을 돌아다니는 게 아주 편해졌습니다. 심부전이 있기 때문에 걷기보다 가볍게 스쿼트를 하는 편이 나에게 맞는 것 같습니다. 생활이 조금 편해졌답니다.
_82세, 남성

내 몸에 맞는 스쿼트로 시작하자!

근육 단련 스쿼트

십수 년간 스쿼트를 계속하다 보니 스쿼트가 몸의 어느 근육에 효과가 있는지 의식할 수 있게 되었다. 체력이 약한 사람이나 운동에 익숙하지 않은 사람도 쉽게 따라 할 수 있는 스쿼트도 고안하였다. 무리하지 말고 자신에게 맞는 레벨을 골라 근육을 단련해 나가자.

페이지	레벨	스쿼트 종류	이런 사람에게 좋아요	하루에 하는 횟수
42~43	1	반동 스쿼트	운동에 익숙하지 않은 초보자	1세트 10회 × 3세트
44~45	2	의자로 하는 스쿼트	레벨 1에 조금 익숙해진 사람	1세트 10회 × 3세트
46~47	3	슬로 스쿼트	레벨2로는 조금 부족한 사람	1세트 5~10회 × 3세트
48~49	4	슈퍼 스쿼트	골반저근도 단련하고 싶은 사람	1세트 5~10회 × 3세트

앞뒤 근육의 자극 포인트

앞 대퇴 사두근

대퇴 직근+중간 광근(대퇴 직근 아래에 있다) +외측 광근+내측 광근

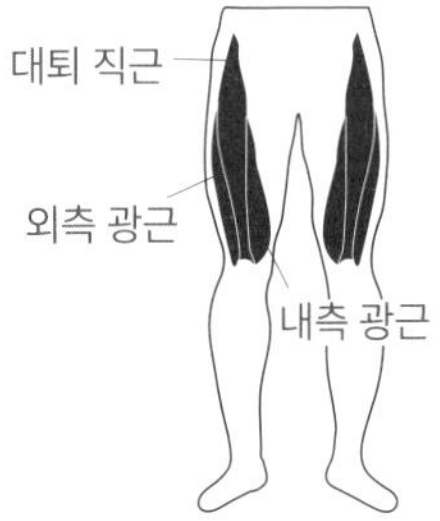

뒤 햄스트링

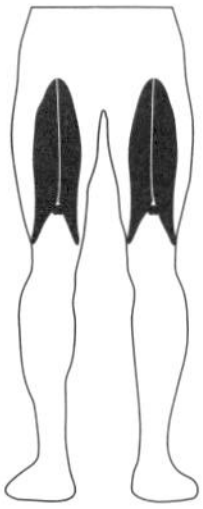

조금씩 레벨을 올리는 것이 이상적이지만 지나치게 열심히 하는 것은 절대 금물. 몸 상태를 살피며 조금 힘들다고 느끼면 횟수를 줄이거나 레벨을 낮추고, 쉬엄쉬엄 해도 괜찮다.

스쿼트를 시작하기 전

준비 체조

평소에 쓰지 않는 근육을 가볍게 움직여 몸 상태를 파악한다. 몇 번 실시하여 문제가 없는 것 같으면 다음 페이지의 레벨1 반동 스쿼트를 해 본다.

심장이나 폐 기능에 문제가 있는 사람이나 85세 이상인 사람은 이 준비 체조를 1세트 10회 × 1일 3세트 실천하면 생활 기능을 유지할 수 있다.

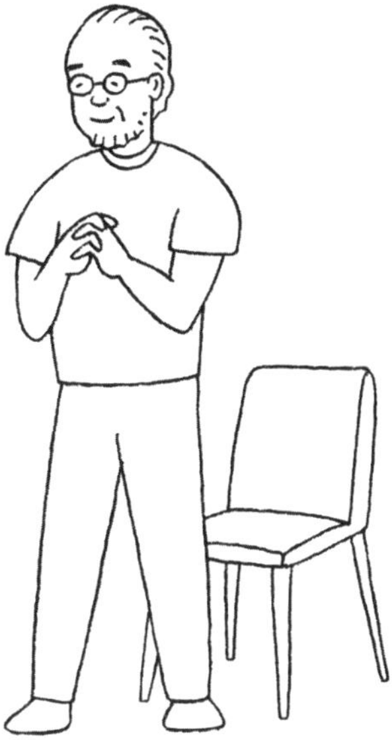

1 의자에 앉은 상태에서 일어나, 가슴 앞에서 손깍지를 낀다.

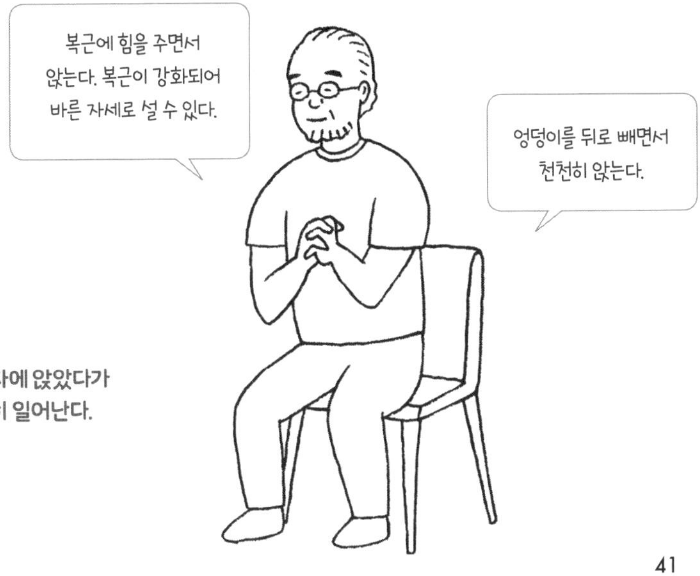

2 천천히 의자에 앉았다가 다시 천천히 일어난다.

레벨1

초보자용

반동 스쿼트

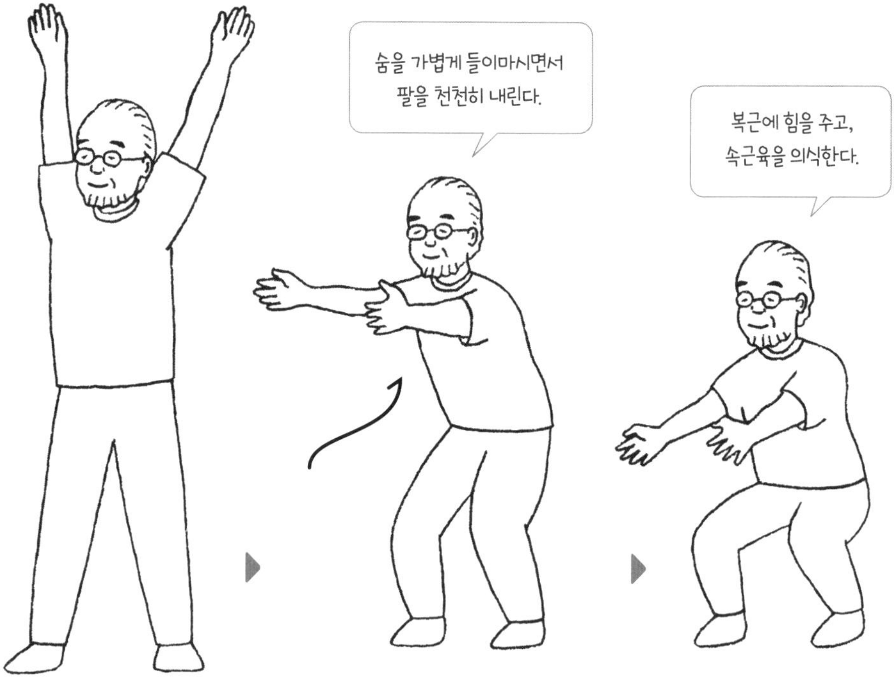

1

양발을 어깨너비로 벌리고 서서, 양팔을 머리 위로 든다.

2

천천히 무릎을 굽히면서, 동시에 팔을 내린다.

3

무릎이 발가락 끝보다 앞으로 나오지 않도록 한다. 무릎의 방향이 안쪽으로 좁아지지 않도록 한다. 발가락 끝은 정면을 향하고 무릎은 발가락 끝과 같은 방향을 향한다.

평소 운동에 익숙하지 않다면 먼저 반동 스쿼트부터 시작하자.
팔 근육을 이용하므로 고령자에게도 무리가 가지 않는다.

1세트 10회 × 1일 3세트

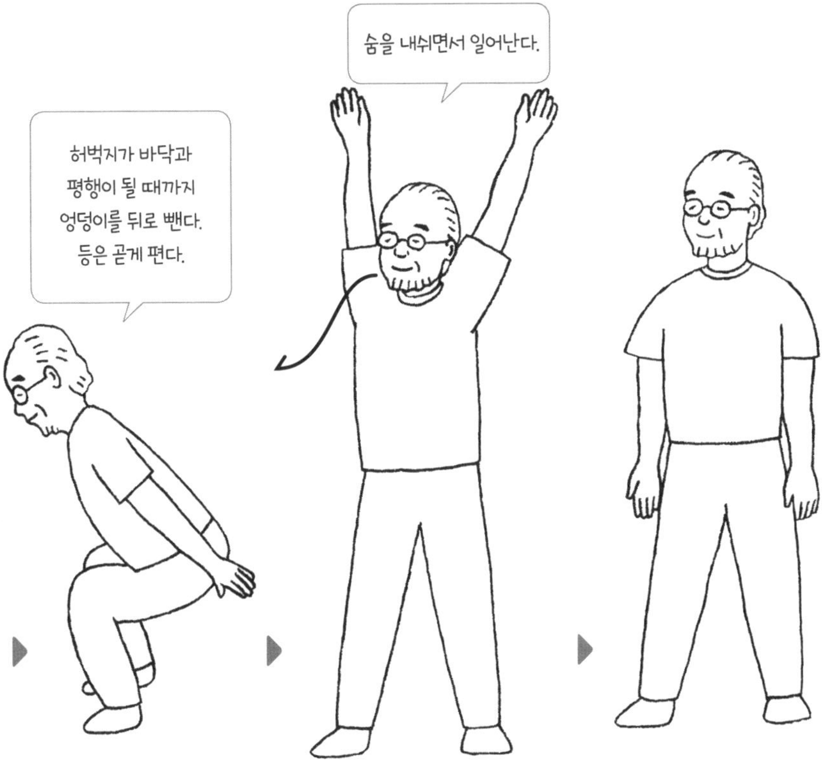

4

팔을 아래로 내린 자세에서 5초간 유지한다.

5

천천히 팔을 올리면서 1번 자세로 돌아간다.

6

숨을 고르면서 팔을 내리고 잠시 휴식을 취한 뒤, 다시 1번부터 운동을 시작한다.

레벨2

조금 익숙해졌다면

의자로 하는 스쿼트

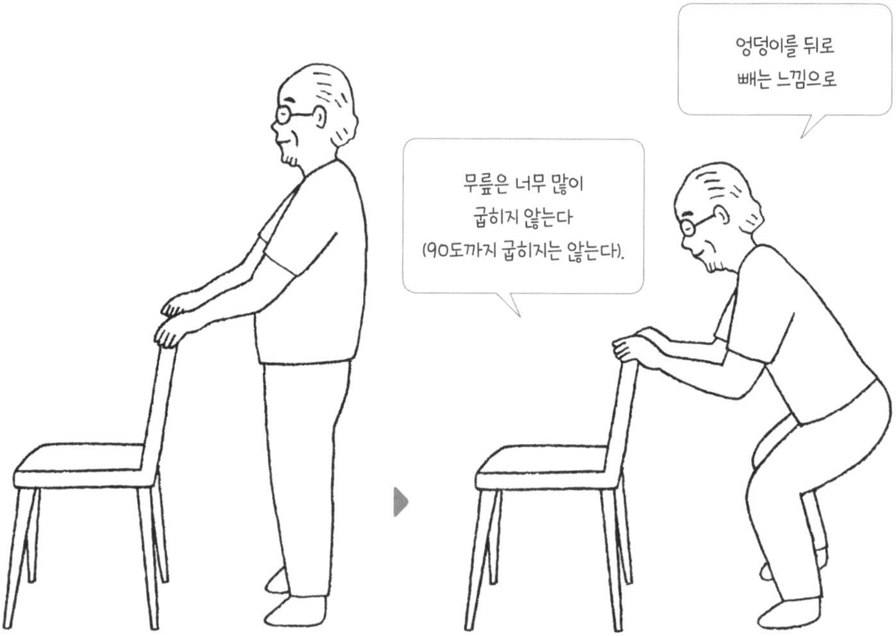

1

의자 등받이를 잡고 양발을 어깨너비로 벌리고 선다.

2

천천히 무릎을 굽히면서, 허리를 내린다.

무릎에 무리를 주고 싶지 않거나 천천히 몸에 적응시키는 단계라면 의자를 이용한 스쿼트를 한다. 일반 스쿼트만큼 허리를 내리지 않고 무릎도 많이 굽히지 않는다.

1세트 10회
× 1일 3세트

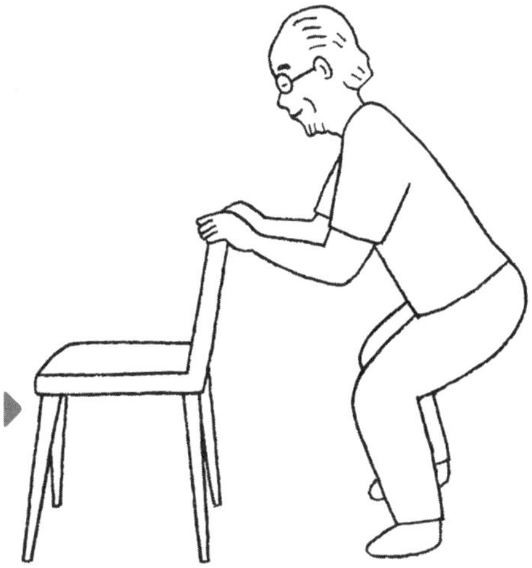

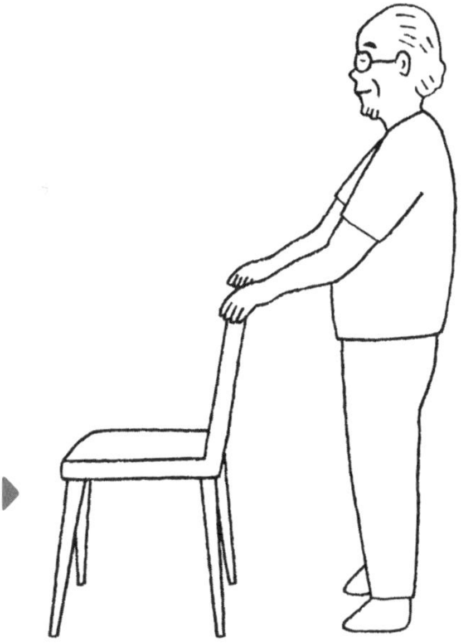

3

천천히 호흡하면서 5초 정도
같은 자세를 유지한다.

4

천천히 1번 자세로 돌아간다.

레벨3

젊어지는
슬로 스쿼트

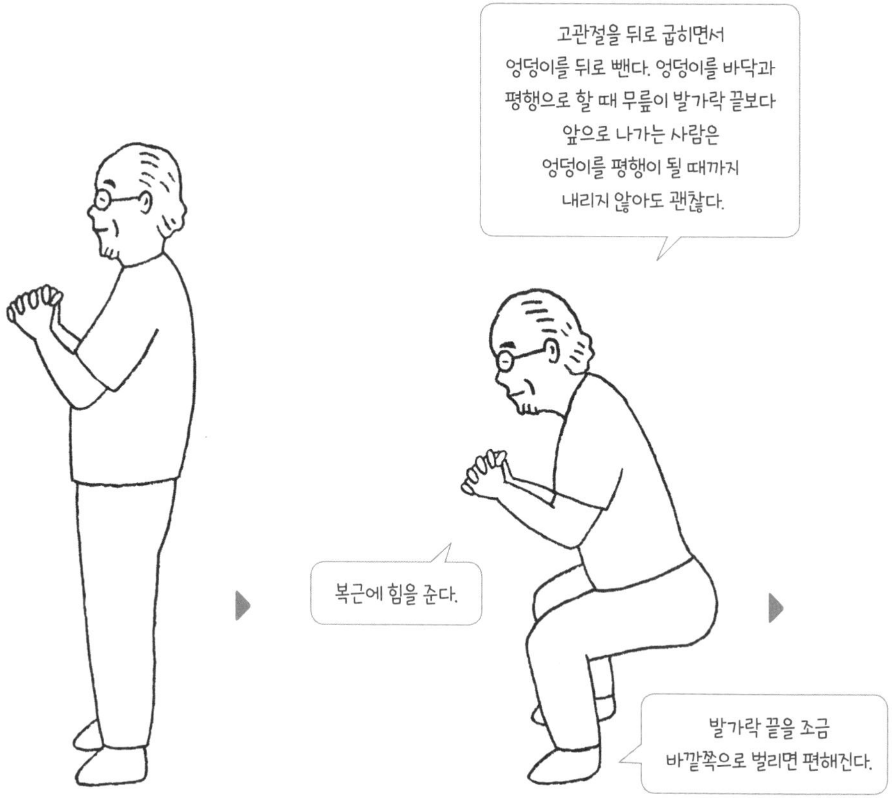

1

양발을 어깨너비로 벌리고 서서, 가슴 앞에서 손깍지를 낀다.

2

가슴 앞에서 손깍지를 낀 채로, 무릎이 발가락 끝보다 앞으로 나오지 않도록 하면서 엉덩이를 바닥과 평행이 될 때까지 내린다.

팔의 반동이나 지지대를 사용하지 않고 다리 근육만 쓰기 때문에 힘이 들 수 있다. 서서히 횟수를 늘려서 언젠가 10회를 할 수 있게 된다면 체력에 자신감을 가져도 좋다.

1세트 5~10회
× 1일 3세트

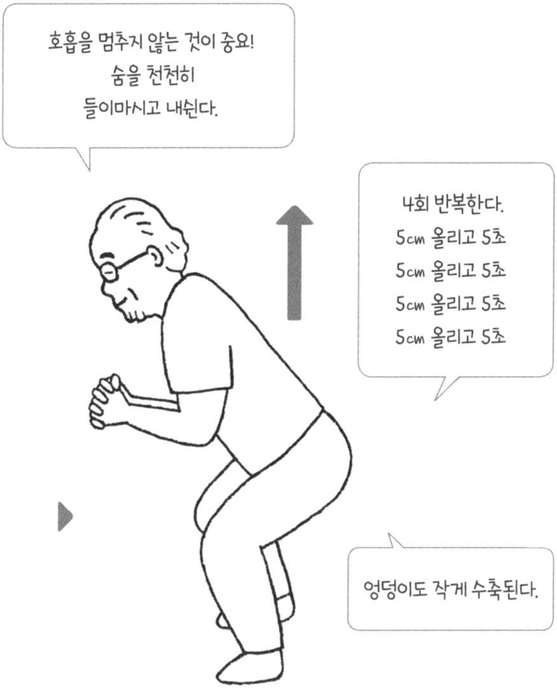

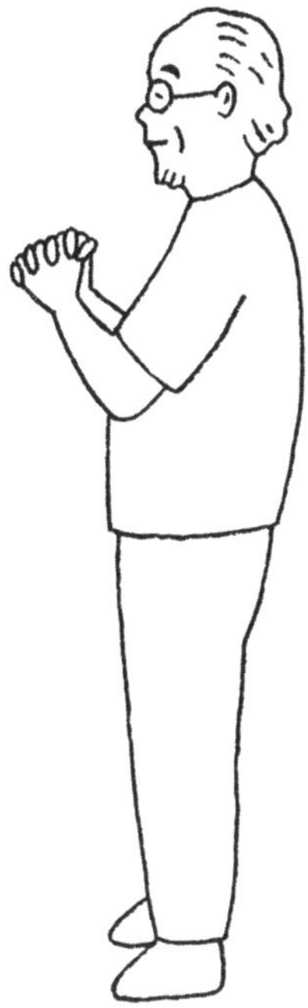

3

엉덩이를 5㎝ 올리고 5초를 센다.
5㎝ 올리고 5초 세기를 3회 더 반복한다.
허벅지가 터질 것 같겠지만 이때를 견뎌야 한다.

4

천천히 1번 자세로 돌아간다.

레벨4 속근육까지 잡는 슈퍼 스쿼트

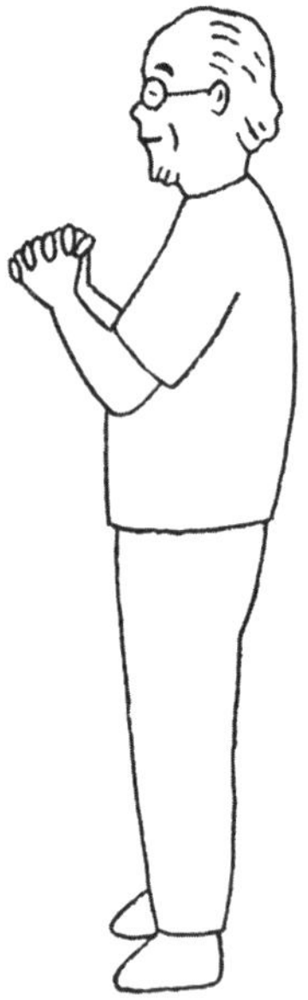

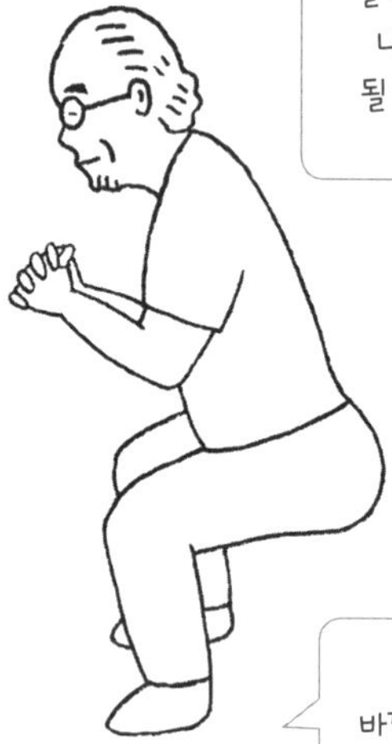

1

양발을 어깨너비로 벌리고 서서, 가슴 앞에서 손깍지를 낀다.

2

가슴 앞에서 손깍지를 낀 채로, 무릎이 발가락 끝보다 앞으로 나오지 않도록 하면서 최대한 엉덩이를 바닥과 평행이 될 때까지 내린다.

동시에 골반저근을 5초간 조인다(항문을 배 쪽으로 끌어들이는 느낌).

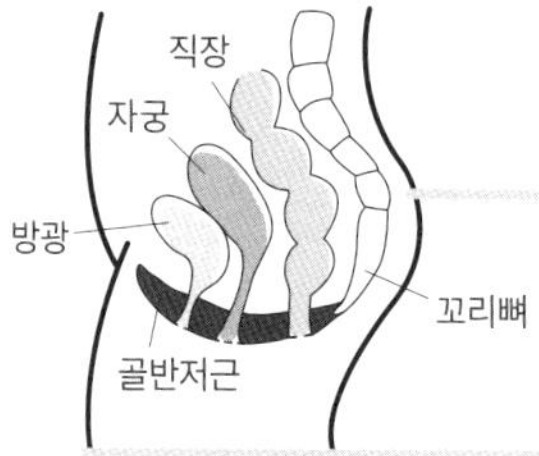

[골반저근이란]

골반 밑에 있는 근육군으로 방광, 자궁, 직장을 지탱하면서 대소변이 새지 않도록 닫고 있다.

레벨3 슬로 스쿼트의 움직임에 맞춰 골반저근도 의식해서 힘을 주었다가 뺐다가 한다. 실금 예방 효과를 기대할 수 있으며 복근의 속근육이 단련되어 허리와 엉덩이가 수축되고 탄력이 생긴다.

1세트 5~10회
× 1일 3세트

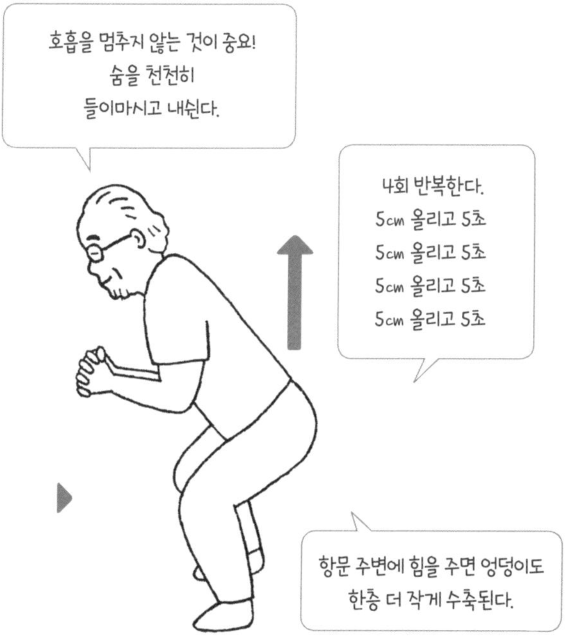

3

엉덩이를 5㎝ 올리고 5초를 센다.
5㎝ 올리고 5초 세기를 3회 더 반복한다.

동시에 5㎝씩 올라갈 때마다 골반저근을 풀었다가 조였다가를 번갈아 가면서 한다. 실금을 예방할 수 있고, 예쁜 다리와 엉덩이를 만드는 데 효과가 있다.

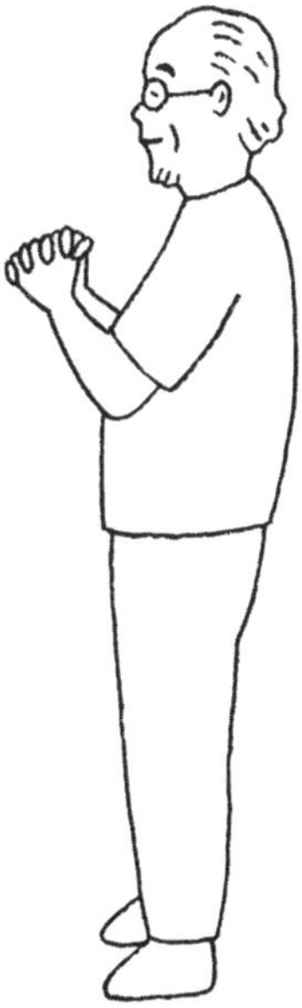

4

천천히 1번 자세로
돌아간다.

개발 / 니시무라 가오루(NPO법인 일본 콘티넨스협회 회장), 가마타 미노루

스쿼트 번외편

트레이너와 함께하는 고강도 스쿼트

근육 단련 스쿼트를 매일 착실하게 실천한 지 1년이 되었을 무렵, 조금 더 강도를 높여 단련하고 싶은 마음이 생겼다. 가끔 가는 근처 헬스클럽에서 트레이너에게 지도를 받으면서 와이드 스쿼트와 바벨 스쿼트에 도전했다.

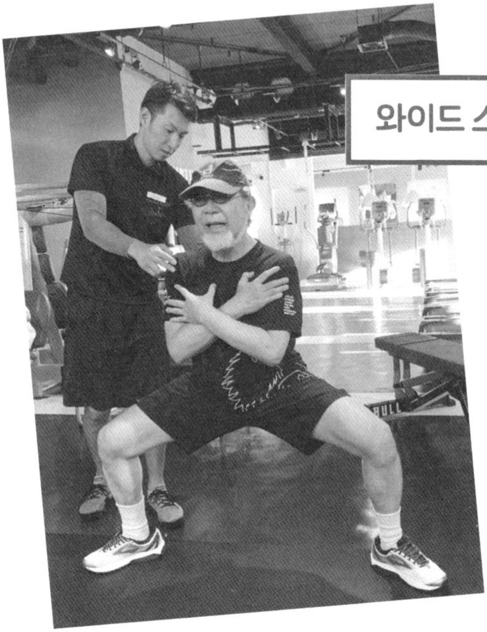

와이드 스쿼트

일반 스쿼트보다 다리 폭을 좌우 10㎝가량 더 벌리고 선다. 발가락 끝은 150도 정도로 벌린다. 양쪽 무릎이 안쪽으로 돌지 않도록 무릎을 의식해서 바깥쪽 뒤로 힘을 준다. 무릎은 발가락 끝과 같은 방향을 향한다. 일반 스쿼트와 달리, 허리가 앞으로 기울지 않도록 똑바로 골반을 세우는 것이 중요하다. 똑바로 깊게 내려간다. 특히 허벅지 안쪽 근육을 강화해 다리가 날씬해지는 '각선미 스쿼트'이다.

바벨 스쿼트

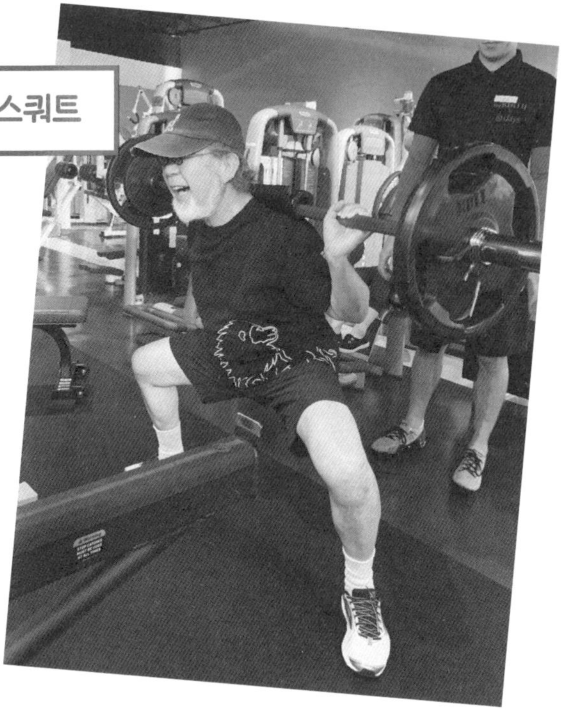

이를 악물고 50kg짜리 바벨을 들고 와이드 스쿼트를 하는 모습이다. 스트레칭을 더 해서 골반이 유연해지면 허리를 조금 더 내릴 수 있을 것 같다. 달라지는 내 모습에 나 자신도 놀랐다. 바벨 스쿼트에 관심이 간다면 먼저 슈퍼 스쿼트를 할 수 있게 된 다음에, 반드시 트레이너의 지도를 받아 도전하기 바란다.

일상생활에 필요한 건강 유지를 위해서라면 이렇게까지 할 필요는 없다. 다만, 매일 스쿼트와 발뒤꿈치 쿵 운동을 꾸준히 실천한 결과, 70세인 내가 이런 고강도 운동까지 할 수 있게 되었다는 사례를 보여주는 것이다. 젊은 트레이너의 조언에 귀를 기울이며 지도를 받는 것도 소중한 시간이었다.

골밀도를 높이자!

골밀도 130%를 만든 뼈 튼튼 발뒤꿈치 쿵 운동

나이가 들어도 건강하게 걷기 위해서는 근육뿐만 아니라 뼈도 중요하다. 내 골밀도 수치는 130%나 된다. 이는 동년배와 비교하여 상당히 높은 수치라고 할 수 있다. 그 비결은 약 15년 전부터 매일 실천하고 있는 발뒤꿈치 쿵 운동에 있다.

발뒤꿈치 쿵 운동은 발가락 끝으로 선 상태에서 발뒤꿈치를 쿵하고 떨어뜨리는 중력을 이용한 운동이다. 뼈를 재생하는 골아세포를 자극해 강한 뼈를 만들며 골밀도를 높이는 효과를 기대할 수 있다. 발뒤꿈치를 위로 들어올렸다 쿵 놓는 동작이 골다공증 예방에 효과가 있다는 논문이 발표된 것을 계기로 나도 건강을 위해서 발뒤꿈치 쿵 운동을 시작했다.

약 10년 전부터는 전국에서 개최하는 강연과 저서를 통해서 일반 사람들에게도 내가 직접 개발한 발뒤꿈치 쿵 운동을 추천해 왔다.

발뒤꿈치 쿵 운동으로 뼈 단련 & 만병 예방

나는 발뒤꿈치 쿵 운동이야말로 최강의 뼈 단련이라고 생각한다. 정말 쉬운데 그 효과는 놀랍다. 스쿼트에 비하면 정말 간단하고 단시간 내에 할 수 있다. 이런 운동을 시작하지 않는다면 손해가 막심하다. 발뒤꿈치 쿵 운동의 효과를 몇 가지 소개한다.

■ 골다공증 예방

골밀도가 떨어지면 골다공증이 생긴다. 이를 예방하려면 뼈를 만드는 골아세포를 자극할 필요가 있다.

골아세포는 나이가 들면서 감소하지만, 발뒤꿈치 쿵 운동으로 자극하면 오스테오칼신(osteocalcin)이라고 하는 뼈 호르몬이 분비되어 뼈를 튼튼하게 한다.

■ 골절·넘어짐 예방

나이가 들면 1㎝ 정도 되는 단차나 카펫 끝자락, 문턱 등 별것 아닌 장애물에도 걸려 넘어진다. 특히 고령자는 넘어지면 뼈가 부러져서 병석에 눕는 주요한 원인이 되기도 된다. 《2018년판 고령사회백서》에 따르면 간병이 필요하게 되는 주요 원인에서 골절·넘어짐이 12.5%로 높은 비율을 차지한다. 넘어져서 자리에 눕게 된다니, 슬픈 일이다.

넘어지는 원인은 근력 저하에 있다. 근육이 쇠하면 발가락 끝에 힘이 없어서 쉽게 넘어지는 것이다. 이 근육은 일상생활에서는 별로 사용하지 않기 때문에 특히 약한 사람이 많다.

발뒤꿈치 쿵 운동을 실천하여 장딴지와 전경골근이라는 근육을 강화하면 넘어지는 것을 방지할 수 있다. '자리보전'을 예방하는 셈이다.

■ 고혈압, 당뇨병, 동맥경화, 뇌경색, 대사 증후군 예방

발뒤꿈치 쿵 운동에는 혈당과 혈압을 낮추는 효과도 있다.

앞서 말한 오스테오칼신은 췌장에 작용하여 혈당을 낮추는 기능을 한다. 또, 오스테오칼신은 콜레스테롤과 대사 증후군을 개선하여

동맥경화를 예방하는 아디포넥틴(adiponectin)이라는 물질의 분비도 촉진시킨다.

아주 간단한 운동으로 중장년층의 고민거리인 고혈압과 당뇨병, 동맥경화, 뇌경색, 대사 증후군 등 온갖 질환을 예방할 수 있는 것이다.

■ 치매 예방

발뒤꿈치 쿵 운동은 뇌 건강에도 도움을 준다. 모세혈관에 혈액이 흐르지 않는 것을 '유령 혈관'이라고 하는데 이는 치매나 골다공증의 원인이 된다. 이 유령 혈관도 발뒤꿈치 쿵 운동으로 예방할 수 있다. 제2의 심장으로 불리는 하지 근육을 자극함으로써, 몸 전체의 모세혈관에 혈액을 순환시킬 수 있기 때문이다.

■ 피부 미용 효과

피부밑 모세혈관의 혈액 순환이 좋아지면 피부가 젊어지고 기미나 탄력까지 개선할 수 있다.

■ 행복하게 살 수 있다

과연 오래 살기만 하면 좋을까? 삶의 길이 못지않게 중요한 것은 삶의 질이며 건강이야말로 행복한 삶을 위한 바탕이다. 발뒤꿈치 쿵 운동을 할 때, 하나부터 다섯까지 소리 내며 리듬감 있게 움직이면 세로토닌이라는 행복 호르몬이 분비된다. 실제로 리듬감 있는 운동을 하면 세로토닌 분비가 촉진되며 세로토닌은 우울증을 막아주는 호르몬이다.

회사에서 휴식 시간이나 이동할 때, TV 볼 때 등 틈틈이 발뒤꿈치 쿵 운동을 하면 매일매일 평온한 마음을 유지할 수 있을 것이다.

■ 삶의 태도가 의욕적으로 바뀐다

근육 단련 스쿼트와 발뒤꿈치 쿵 운동을 하면 하반신 전체 근육이 단련되어 테스토스테론이라는 호르몬이 분비된다. 테스토스테론의 수치가 높으면 자신감이 상승하고, 승부와 도전을 두려워하지 않는 성향을 가지게 된다. 따라서 비즈니스를 성공시키거나 인생의 어려움을 돌파하는 데 적극적인 태도를 보인다.

나는 지하철역이나 스키 리프트 승강장 등 일상생활에서 계단을 내려갈 때도 항상 의식적으로 발뒤꿈치 쿵 운동을 한다. 평소에 콩콩콩 리듬감 있게 계단을 내려가며 뼈에 자극을 주는 습관이 골밀도 130%라는 수치로 이어진 것이다.

그리고 뼈를 강화하기 위해서 칼슘 섭취에도 신경 쓰고 있다. 셀그새우와 치즈, 정어리와 시샤모, 뱅어와 같이 칼슘이 풍부하게 함유된 식품을 자주 먹는다. 그중에서도 뱅어를 특히 좋아해서 채소 볶음이나 무즙, 낫토에 뿌려 먹기도 한다.

그리고 장에서 칼슘 흡수를 도와주는 비타민D도 빠뜨려서는 안 된다. 비타민D가 풍부한 가다랑어, 목이버섯, 말린 표고버섯과 같은 식품도 평소에 자주 먹는다. 이렇게 뼈에 유익한 식품을 섭취하면서 발뒤꿈치 쿵 운동을 꾸준히 하는 것이 나의 건강 비결이다.

근육은 20세부터, 골밀도는 50세 정도부터 감소하기 시작한다. 되도록 빨리 발뒤꿈치 쿵 운동을 시작해서 조금이라도 오랫동안 건강하게 사는 사람이 많아지면 좋겠다. 특히 여성은 폐경을 맞이할 무렵부터 골밀도가 급격히 떨어지므로 발뒤꿈치 쿵 운동으로 미리미리 대비하면 좋을 것이다.

빠를수록 좋기는 하지만 몇 살에 시작하든 늦지 않다. 아무쪼록 80세부터라도 발뒤꿈치 쿵 습관을 들여서 평생 건강한 인생을 누리자.

레벨1

발뒤꿈치를 자극해 골밀도를 높이자!

발뒤꿈치 쿵 운동

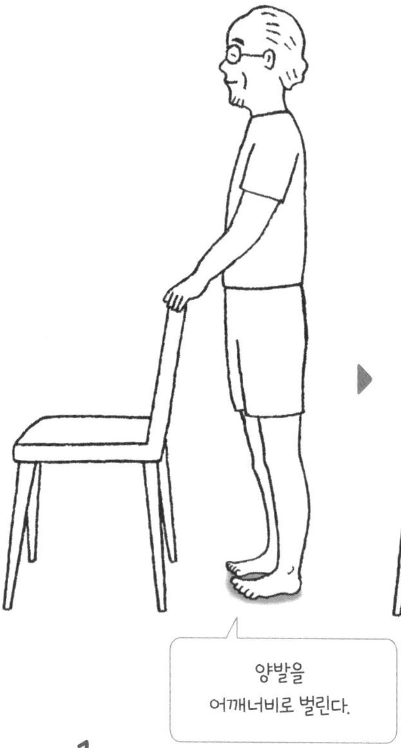

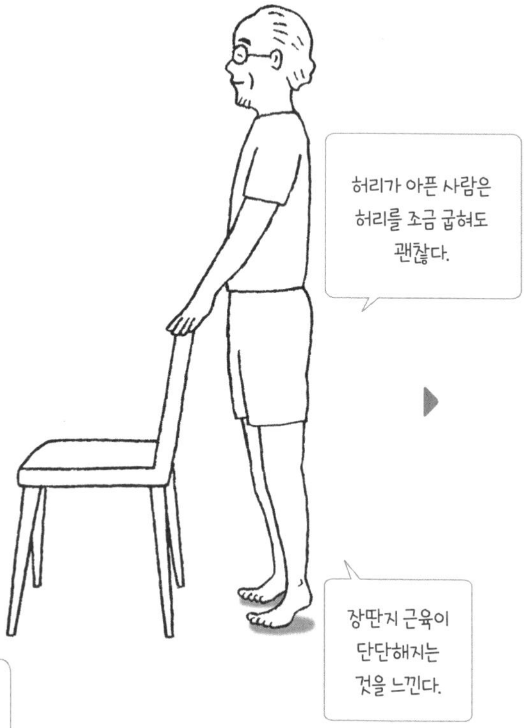

1

의자 등받이를 잡고
등을 펴고 선다.

2

발뒤꿈치를 조금 들어올려
발가락 끝으로 선다.

반드시 의자 등받이나 테이블, 부엌 싱크대 등에 손을 대고 실시한다. 단순하지만 매일 성실하게 꾸준히 하면 골아세포를 자극해 골밀도가 높아지는 것을 기대할 수 있다.

1세트 10회 × 1일 3세트

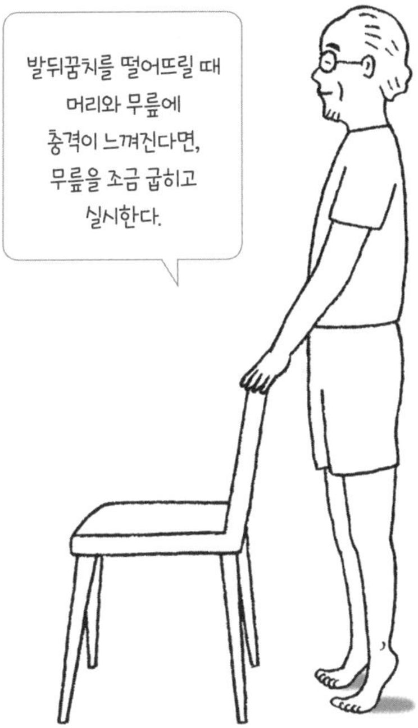

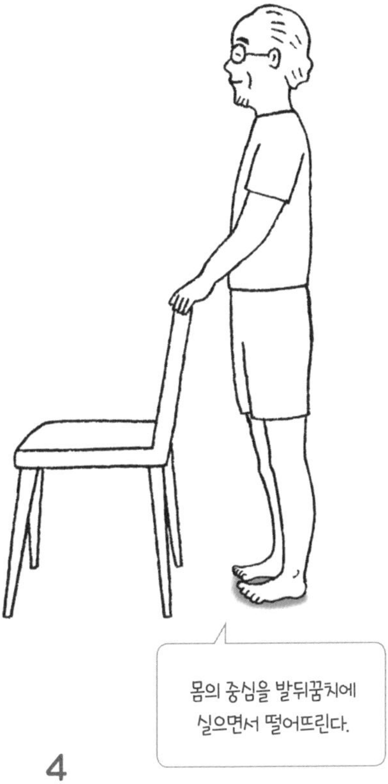

3

발뒤꿈치를 더 들고, 등을 쭉 편다.

4

발뒤꿈치를 쿵 하고 바닥에 떨어뜨린다.

※발뒤꿈치 쿵 운동을 할 때는 맨발로 하거나 양말을 신고 해도 무방하다.
밖에서라면 신발을 신고 해도 괜찮다.

레벨2

뼈와 근육을 함께 강화하자!

근육 단련 발뒤꿈치 쿵 운동

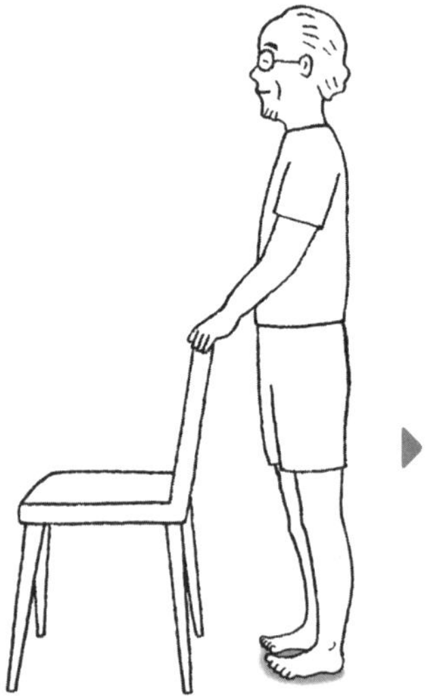

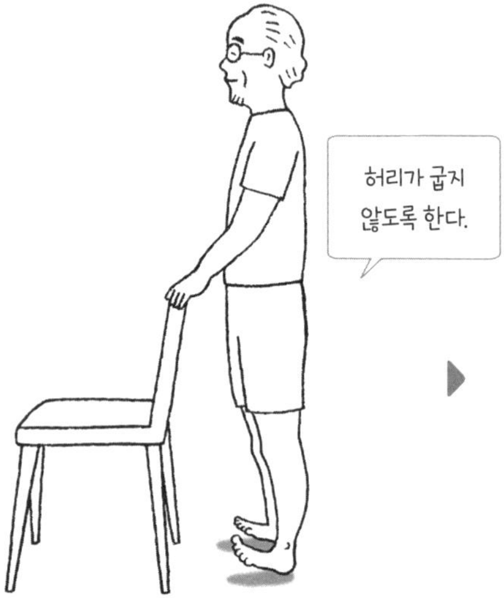

1

의자 등받이를 잡고
등을 펴고 선다.

2

발뒤꿈치를 붙인 채로 발가락 끝을
천천히 든다. 정강이 근육을 강화하여
넘어지는 것을 예방한다.

레벨1 발뒤꿈치 쿵 운동에 익숙해진 사람은 기본 동작을 하기 전에 발가락 끝을 드는 동작을 추가한다. 의외로 힘든 동작으로 정강이 근육을 단련해 잘 넘어지는 사람에게 특히 추천한다.

1세트 10회 × 1일 3세트

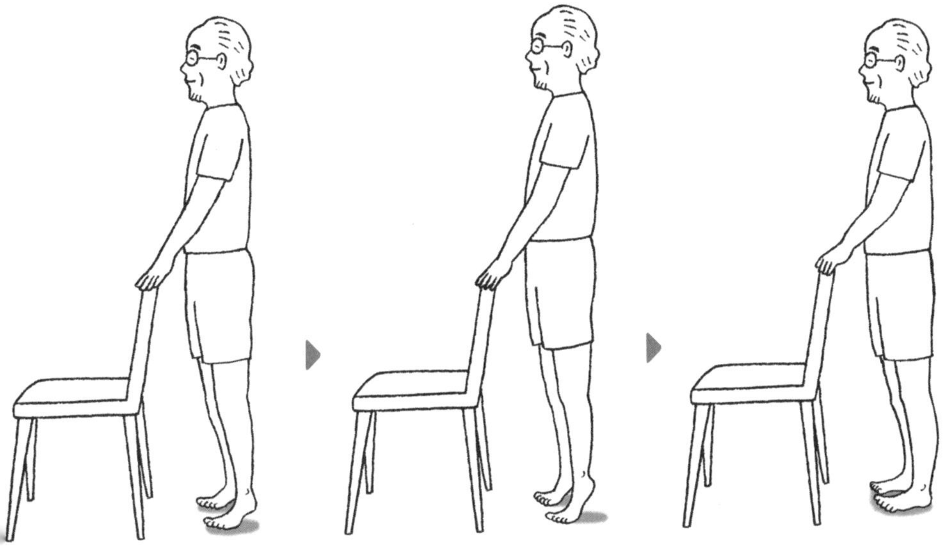

3

발가락 끝을 내리면서
동시에 발뒤꿈치를 조금 올린다.

4

발뒤꿈치를 더 들고,
등을 죽 편다. 장딴지 근육에
의식을 집중한다.

5

발뒤꿈치를 쿵 하고
바닥에 떨어뜨린다.

걷는 방법이 중요하다!

일상생활에서 실천하는 빠르게 3분 느리게 3분 걷기

스쿼트, 발뒤꿈치 쿵 운동과 함께 내가 일과로 삼고 있는 운동이 한 가지 더 있다. 바로 걷기다. 나는 건강 관리에 관한 이야기를 할 때 '건강하게 오래 살려면 하루에 8,000보를 목표로 걷자'고 말해 왔다. 걷기 운동은 건강을 향한 첫걸음이기 때문이다.

대부분의 사람은 집안일이나 장보기, 운동 등 일상생활을 하면서 6,000~7,000보는 걷지만, 이만큼으로는 나머지 1,000보, 시간으로 따지면 10분 남짓 모자라다.

그래서 나는 매일 아침 최소 12분 동안 산책하는 것을 일과로 삼았다.

빠르게 3분 느리게 3분 걷기로 지방 연소 & 근육 강화

같은 시간을 걸어도 근육을 만드는 데 더욱 효과적인 걸음법이 바로 빠르게 3분 느리게 3분 걷기다.

먼저 3분 동안 보폭을 넓게 하여 빨리 걷고, 그다음 3분 동안은 천천히 느리게 걷는다. 그리고 또 그다음 3분 동안은 빠르게 걷는 식이다. 나는 3분을 주기로 강약 리듬에 맞춰서 걷는다. 걷는 것이 익숙하지 않는 사람은 1분씩 번갈아 가면서 속도를 조절해도 괜찮다.

이렇게 리듬감 있게 10분 동안 계속 걸으면 몸이 후끈후끈 뜨거워진다. 스피드에 변화를 주면서 걸으면, 짧은 시간에도 효과적으로 유산소 운동을 할 수 있고 심폐기능도 강화된다. 느리게 걷기를 할 때 숨을 고를 수 있으므로 고령자도 무리 없이 할 수 있는 걷기 운동이다.

빠르게 걷기 3분을 할 때 보폭을 의식적으로 넓히면 더욱 효과적이다. 보폭이 넓고 걷는 속도가 빠른 사람이 치매 위험도가 낮다는 데이터도 있다.

빠르게 3분 느리게 3분 걷기는 신슈대학의 노세 히로시 특임교수가 개발한 '인터벌 속보(速步)'를 토대로 한다. 인터벌 속보는 천천히 걷기 3분, 빨리 걷기 3분을 하루 30분, 주 4일 하는 것이 목표지만, 이 방법은 하루 10분만 해도 괜찮다. 고령자나 운동에 익숙하지 않은 사람도 꼭 시도해 보기 바란다.

빠르게 3분 느리게 3분 걷기는 언제 어디서나 할 수 있다!

나는 아침에 하는 산책 말고도 병원 안에서 이동하거나 지하철역에서 목적지로 갈 때 틈틈이 빠르게 3분 느리게 3분 걷기를 한다.

하루에 30분을 걸어야 한다고 생각하면 부담이 크지만, 하루에 단 10분만이라고 생각하면 따로 시간을 내지 않아도 일상생활에서 이동할 일이 있을 때 쉽게 실천할 수 있다.

산책할 시간이 없다면 집에서 지하철역까지 걸어가는 동안 의식적으로 걷기 운동을 해 보자. 예를 들어, 역까지 12분 걸린다면 왕복 24분이다. 2세트는 할 수 있다. 회사에서 점심 먹으러 갈 때나 장 보러 가는 길에 6분 더 걷는다면 하루 30분을 쉽게 달성할 수 있다.

시간의 여유가 있을 때는 평소 이용하는 버스 정류장이나 지하철역에서 한 정거장 더 걸어가서 승차하는 방법도 추천한다.

느리게 걷기 3분은 마음이 건강해지는 시간

나는 느리게 걷기를 할 때 의식적으로 계절을 느끼고 풍경을 보려고 한다. 단풍이 물든 가로수를 보거나 상쾌한 바람을 느끼기도 하고, 아이들이 신나게 달리는 모습을 보기도 한다. 호흡을 고르면서 이러한 풍경을 바라보면 마음까지 건강해지는 기분이다.

'아아, 나는 오늘도 살아 있구나.'

느리게 걷기를 하는 3분은 하루하루를 활기차게 살아가는 데 꼭 필요한 소중한 시간이다.

구강 쇠약을 예방하자

파타카라 체조와 이마 체조로 입 근육을 챙긴다

튼튼한 근육을 만들려면 운동과 함께 식사도 신경 써야 한다. 특히 양질의 단백질을 적극적으로 섭취해야 한다. 나는 매 끼니 성실하게 단백질을 섭취하려고 노력하는데, 그중에서도 고기를 좋아해 자주 먹는다. 운동 후나 회사 동료와 회식을 할 때 맛있는 고기 요리를 먹는 것은 나의 '사는 낙'이기도 하다.

그런데 나이가 들면서 고기를 먹지 않는다는 사람이 많다.

원인은 '구강 쇠약'이다. 나이가 들면서 입 주변 근육이 쇠하면 씹기, 삼키기 등 먹는 기능이 저하된다. 먹기 불편하니 적극적으로 고기를 먹으려고 하지 않는 것이다. 고기를 안 먹으면 단백질이 부족해서 점점 더 근육이 약해진다. 이렇게 악순환이 반복되는 것이다.

죽을 때까지 건강하게 좋아하는 일을 하기 위해서는 입 근육도 단련하자. 입 근육이 건강해야 고기는 물론, 좋아하는 음식을 언제든지 먹고 싶은 만큼 먹을 수 있다.

또 고령자 사망 원인의 상위를 차지하는 연하성 폐렴을 예방할 수도 있다. 연하성 폐렴은 기관지와 폐에 이물질이 들어가 발생하는데 면역력이 떨어지는 고령자에게는 치명적일 수 있는 만큼 주의를 기울여야 한다.

파타카라 체조와 이마 체조를 일상에 도입한다

몇 년 전, 입 근육 단련 운동인 파타카라 체조와 이마 체조를 알게 되었다. 체조라고는 하지만, 파타카라 체조는 단지 '파', '타', '카', '라' 하고 소리 내어 말하는 간단한 동작이기 때문에 매일 무리 없이 계속할 수 있다.

'파'는 입술 운동이 되고, '타'는 혀, '카'는 목구멍 안쪽, '라'는 입 전체를 움직이는 트레이닝으로 효과가 있다.

언제 어디서나 할 수 있기 때문에 나는 생각날 때마다 오로지 '파', '타', '카', '라'를 반복한다. 병원에서 일하는 틈틈이 할 때도 있고 스쿼트나 발뒤꿈치 쿵 운동, 빠르게 3분 느리게 3분 걷기를 하면서 할 때도 있다. 입도 같이 움직이면 더욱 알찬 운동 시간이 된다. '파타카라'는 의미 없는 말이지만 왠지 어감도 재미있다. 두어 번 소리 내어 말하면 살짝 기분 전환도 되기 때문에 욱하고 짜증이 나거나 스트레스를 받을 때도 실천한다.

이마 체조도 단순하다. 이마에 손을 댄 다음, 손은 위로 밀어 올리듯이 힘을 주고 이마는 그 힘에 저항하듯이 내리려고 한다. 그렇게만 해도 울대뼈 주위의 근력이 단련되어 사레들리는 일이 줄어든다.

이마 체조를 하면서 파타카라 체조를 함께 실시하면 더욱 효과적이다. 근육을 단련하면서 동시에 두뇌를 사용해 치매를 예방할 수 있도록 고안된 코그니사이즈(cognicise, 인지 기능인 코그니션cognition과 운동인 엑서사이즈exercise를 합친 용어) 운동법이다.

그리고 이야기하기, 노래방 가기, 합창단 활동하기 등도 입 근육 단련에 추천한다. 매일 신나게 입을 움직여서 구강 쇠약을 예방하자.

파타카라 체조

'파타카라'를 일상적으로 읊조리면 음식을 먹는 일련의 동작을 단련할 수 있을 뿐 아니라, 발음이 정확해진다. 이 밖에도 의치가 안정되며, 입 안 건조를 예방하고, 표정이 풍부해지는 등 긍정적인 효과가 많이 나타난다. 정해진 횟수 없이 생각날 때마다 '파타카라' 하고 반복하면 된다. 시간 여유가 있을 때는 '파페피포푸', '타테티토투', '카케키코쿠', '라레리로루' 하고 반복한다.

[파]

입술 근력을 단련하여 음식을 입에서 흘리지 않게 된다.

[타]

턱을 움직이는 근육을 사용하면서 혀 근육도 강화한다.

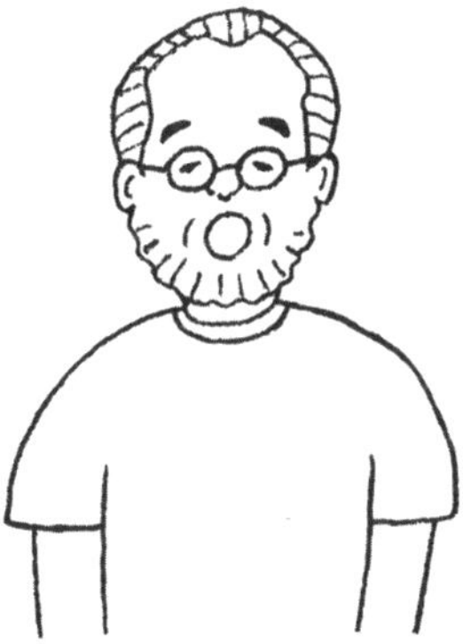

[카]

목구멍 안쪽 근육을 강화하여 사레들리는 것을 막는 효과가 있다.

[라]

구강 근육 전체 트레이닝이 되므로 음식을 목구멍으로 부드럽게 넘길 수 있다.

이마 체조

1세트 5초 × 5회
1일 8세트

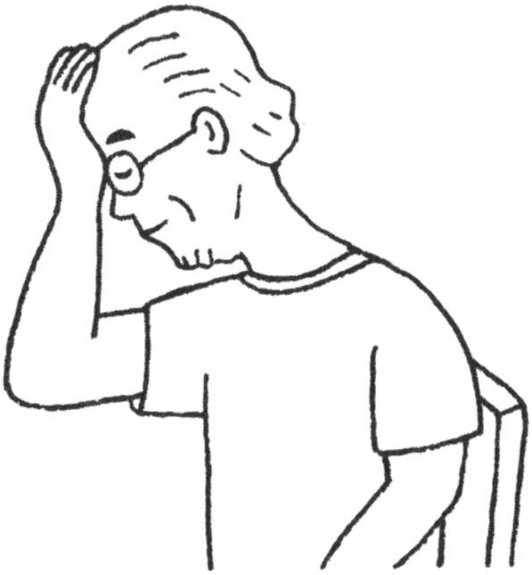

1

의자에 앉아 이마에 손바닥의 손목 부근을 댄다.

2

얼굴은 아래로 향하게 하고, 손바닥은 이마를 밀어내듯이 올리려고 힘을 가한 상태를 5초간 유지한다.

3

울대뼈(목젖 부위)에 힘을 준다. 성대에 긴장감이 생기면 사레들리는 것을 방지한다.

나의 한계를 높이자

의외로 즐거운 헬스클럽 다니기

3년 전부터 스쿼트와 발뒤꿈치 쿵 운동을 본격적으로 시작한 나는 몸에 확실한 변화가 생긴 것을 실감했다. 라면이나 덮밥 같은 탄수화물을 먹거나 저녁 식사를 풀코스로 먹어도 예전처럼 살이 찌지 않고 오히려 점점 몸이 탄탄해졌다. 허리둘레는 9㎝나 줄어 대사증후군이 개선되었고 체중도 9㎏ 빠졌다. 놀라운 효과다.

결과가 눈에 보이면 쾌감 호르몬이라 불리는 도파민이 분비된다. 그 쾌감에 맛을 들여, 나는 더욱더 근육을 만들어서 몸을 바꾸고 싶어졌다.

익숙해지면 조금씩 한계를 높이는 것도 중요하다. 약 1년 전, 지방 강연과 이라크 난민 캠프 방문 등의 바쁜 일정이 계속되어 운동이 부족해진 뒤로 주 1회 헬스클럽에 가서 몸을 단련하기로 했다.

헬스클럽 트레이너의 지도를 받으며 1시간 동안 호되게 트레이닝을 한다. 바벨을 지고 스쿼트, 벤치 프레스, 레그 프레스 그리고 등 근육을 단련하는 데드 리프트와 같은 강도 높은 운동을 꾸준히 했다.

그랬더니 어떻게 되었을까? 1년 반 사이에 50kg짜리 바벨을 들고 와이드 스쿼트도 할 수 있을 만큼 근력이 향상되었다.

외모도 상당히 바뀌었다. 볼록 튀어나왔던 배도 들어가 딱 맞는 티셔츠도 멋지게 소화할 수 있게 되었다. 동창들을 만나면 "다들 점점 뱃살이 나오는데 자네는 1년 전보다 더 멋쟁이가 되었군"이라는 말을 듣는다.

아무리 나이가 많아도 '코칭'을 받는 것은 중요하다

몸의 변화를 실감하게 되면 자신감이 생기고 의지가 샘솟는다. 나는 아무리 바빠도 아주 잠깐이라도 시간을 내서 스쿼트나 발뒤꿈치 쿵 운동을 하려고 노력하는데, 못할 때는 헬스클럽에서 분량을 채운다. 내 몸이 달라지는 것이 눈에 보이면 기쁘다.

70세쯤 되면 다른 사람에게 지도를 받을 기회는 흔치 않은데, 헬스클럽에서 젊은 트레이너에게 기합을 받는 것도 나쁘지 않다. 꼰대가 되지 않으려면 누군가의 조언에 귀를 기울이는 시간을 가지는 것도 매우 중요하다.

죽을 때까지 좋아하는 일을 하자

나는 지금까지 온갖 부상을 겪었다. 그중 무릎 반월 연골판을 다친 것이 가장 안타깝다. 무릎에 쿠션이 없어서 조금 과격한 운동을 하는 것만으로도 심한 통증에 시달린다.

그래서 아쉽게도 스키 못지않은 취미였던 테니스는 그만둘 수밖에 없었다. 그렇지만 무슨 일이 있어도 스키만큼은 포기하고 싶지 않다.

의사는 무리하지 말라고 하는데, 한 달에 한 번 무릎 관절 속에 히알루론산 주사를 맞으면서 지금도 시즌에는 거의 매일 스키를 즐긴다. '93세까지 스키를 계속 탄다'는 목표를 달성하기 위해서도 좋아하는 음식을 먹으면서 평생 건강하게 살기 위해서도 역시 근육이 중요하다.

부담 없이 헬스클럽에 다닐 수 있는 시대가 왔다

요즘은 회비가 저렴한 헬스클럽과 중장년 전문 퍼스널 트레이닝 헬스클럽 같은 시설도 많아졌다.

나이가 들어 외출할 곳이 적어졌다면 한번 다녀 보는 것도 좋다. 헬스클럽에 나가는 것만으로도 운동이 되고 외출 습관도 생긴다. 나처럼 땀 흘리는 즐거움을 알게 되거나 또 다른 기쁨을 찾게 될지도 모른다.

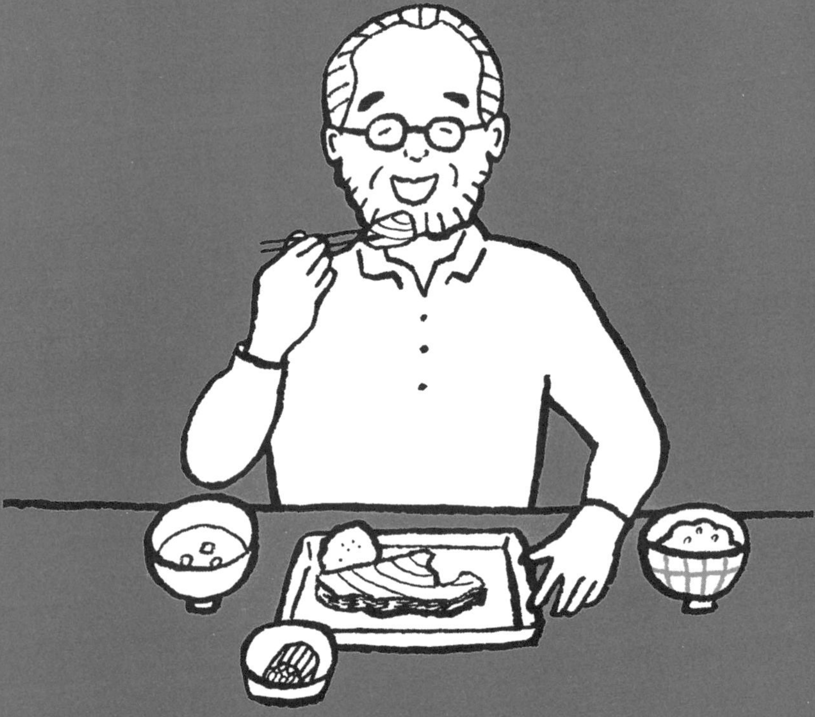

제2장

단백질이 근육을 만든다

근육 단련을 위한 똑똑한 식사법

• 시니어의 식사 관리 •

근육을 단련하고 유지하는 데
가장 중요한 영양소는 단백질이다.
그런데 동양인의 식생활은 단백질이
충분치 않은 경우가 많다.

나이가 들면 고기나 생선을 먹는 것이
귀찮아진다는 사람도 있는데,
근육을 단련하려면
단백질을 잘 챙겨야 한다.
꼭 육류가 아니라도 손쉽게 단백질을
섭취할 수 있는 다양한 식품이 있으니
요리에 적극적으로 활용해보자.

단백질을 충분히 몸에 흡수하려면
한 끼에 집중해서 먹기보다 **매 끼니마다**
균형 있게 섭취하는 것이 중요하다.
간편하게 먹을 수 있는 단백질 식품으로
영양의 균형을 챙기자.

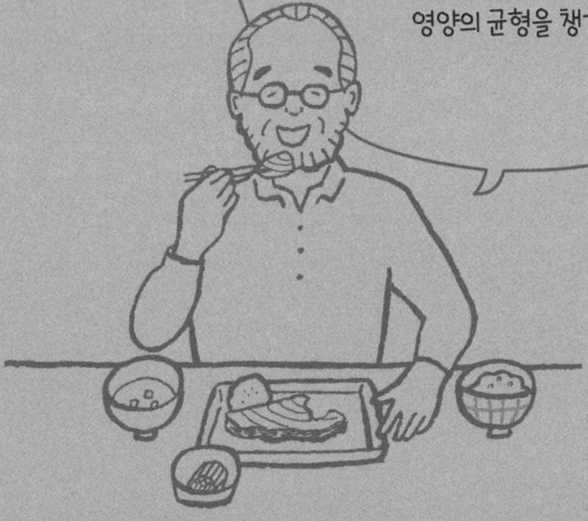

근육을 만드는 영양소, 단백질

단백질로 생기 넘치는 몸을 만들자

근육을 만드는 2대 요소는 운동과 단백질이다. 단백질은 혈관벽과 뼈, 근육 등 우리 몸을 구성하는 중요한 영양소다.

사실 아무리 운동을 해도 단백질이 부족하면 근육은 여윈다. 그래서 나는 근육 단련 스쿼트와 발뒤꿈치 쿵 운동을 꾸준히 하면서, 평소에 식사할 때 단백질을 많이 섭취하려고 노력한다. 죽을 때까지 하고 싶은 일을 계속하려면 단백질을 충분히 섭취하는 식단은 필수적이다.

단백질을 충분히 섭취하고 있는지 확인하자

하루에 필요한 단백질량은 성인 남성 50g, 성인 여성 40g이다. 근육이 약해지는 고령자는 60g을 목표로 하는 것이 좋다고 한다.

그러나 이 수치는 현상 유지를 위해 필요한 양이다. 근육을 늘리려면 더 많이 섭취하는 것이 좋다. 체중 1kg당 1.5g 섭취하는 것이 바람직하므로, 체중이 60kg인 사람이라면 하루에 90g이나 섭취해야 한다.

그런데 스테이크를 200g 먹어도 섭취할 수 있는 단백질은 50g 정도이다. 하루에 고기를 200g을 먹을 수 있는 고령자는 드물다. 더군다나 곡류를 많이 섭취하는 탄수화물 위주의 동양인의 식단으로는 단백질 섭취가 부족한 경우가 많다.

단백질 섭취는 다양한 식품으로 삼시 세끼 균형 있게

내가 실천하는 식단의 포인트는 고기뿐만 아니라 다양한 식품으로 단백질을 균형 있게 섭취하는 것이다. 고기와 유제품, 달걀, 콩 등으로 '자주자주' 단백질을 섭취한다. 단백질은 체내에 저장할 수 있는 양이 적기 때문이다. 한 끼에 몰아서 먹어 봤자 저장하지 못하는 분량은 소변으로 배출되거나 때로는 지방으로 바뀐다. 그렇기 때문에 삼시 세끼 균형 있게 단백질을 섭취하는 것이 중요하다.

나는 아침에는 우유나 요거트와 치즈, 점심은 고기나 생선과 달걀, 저녁은 생선과 언두부(가루 두부), 그리고 우롱차에 담가서 맛을 낸 삶은 달걀 등으로 단백질을 섭취한다.

운동 후 30분이 골든타임이다

삼시 세끼와 함께, 근육을 만들기 위해서 신경 쓰는 것이 운동 후 30분이라는 '골든타임'이다. 이때 단백질을 섭취하면 효율적으로 근육을 키울 수 있기 때문이다.

스쿼트나 발뒤꿈치 쿵 운동, 걷기 등의 운동을 한 직후는 근육을 키울 수 있는 절호의 기회다! 근육에 긴장감이 남아 있는 동안에 단백질을 섭취하는 것이 가장 효과적이다.

헬스클럽에 다녀온 후에는 우유와 프로틴을 마시거나, 고기나 우롱차에 담근 삶은 달걀을 반드시 먹는다. 체중을 감량할 때는 고단백 저지방 식품인 말고기나 닭고기가 제격이다.

단백질을 손쉽게 섭취할 수 있는

생선 통조림 메뉴

자주 장을 보러 갈 수 없을 때 생선 통조림만 쟁여 두면 마음이 든든하다. 저렴하면서도 영양이 가득하며 요리도 간편하다. 부드러워서 등뼈까지 먹을 수 있고, 단백질, 칼슘, 양질의 지방이 풍부하다. 뇌를 활성화하는 오메가3 지방산인 DHA, EPA도 섭취할 수 있다.

육수가 필요 없는

고등어 통조림 미소된장국

1인분
열량 233㎉
단백질 28.3g

재료 (2인분)

고등어 통조림	1캔	파	1/2대
무	80g	물	400ml
당근	30g	미소된장	1큰술

만드는 법

① 무와 당근을 부채꼴 모양으로 먹기 좋게 썰고 파는 다져서 준비한다.
② 끓는 물에 무와 당근을 넣고 익으면 고등어 통조림을 국물까지 넣고 끓인다.
③ 미소된장으로 간을 하고 다진 파를 추가한다.

담백하고 씹을수록 맛있는

미역줄기와 정어리 통조림 볶음

1인분
열량 145㎉
단백질 11.5g

재료 (2인분)

미역줄기	200g	참기름	1큰술
정어리 통조림	1캔	간장	1작은술

*정어리 통조림은 고등어나 꽁치 통조림으로 대체 가능

만드는 법

① 미역줄기(소금에 절여진 경우에는 염분을 빼고)를 적당한 길이로 잘라 참기름에 볶는다.
② 정어리 통조림을 국물까지 넣고 간장을 살짝 뿌려 풍미를 더한다.

불 없이 요리하는

간단 꽁치구이 통조림 비빔밥

1인분
열량 409kcal
단백질 14.3g

재료 (2인분)

밥 ······ 2그릇
오이 ······ 1개
꽁치구이 통조림 ······ 1캔
생강초절임 ······ 30g
흰깨 ······ 1큰술
소금 ······ 약간
차조기 잎, 양하, 김가루 적당량

*양하: 생강과에 속하는 식물로, 땅속 줄기를 샐러드나 소스, 생선구이 등에 향미료로 쓴다.

만드는 법

① 얇게 썬 오이에 소금을 살짝 뿌려 숨을 죽인 후 물로 헹궈서 짜 둔다.

② 밥에 다진 생강초절임, ①의 오이, 적당히 부순 꽁치구이, 흰깨를 넣고 섞는다.

③ 취향에 따라 다진 차조기 잎(또는 깻잎), 양하, 김가루를 뿌린다.

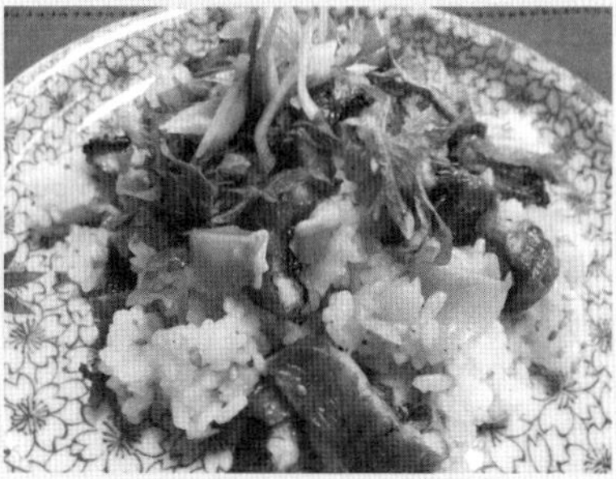

나가노현 사람들의 장수 비결

주목할 만한 꿈의 식품, 가루 두부

요즘 일본에서 '슈퍼 푸드'로 화제를 모으며 마트에서 품절 대란을 일으키고 있는 식품이 있다. 바로 '가루 두부'다. 《주치의를 찾을 수 있는 진료소》(TV도쿄)와 《명의의 THE 다이코반!》(TBS) 등의 TV 프로그램에서 내가 소개한 적도 있어서 전국적으로 붐이 일었다.

나는 스와중앙병원 의사로 40년 넘게 지역 의료에 몸담으면서 나가노현을 일본 제일의 장수 도시로 만드는 활동의 한 축을 담당해 왔는데, 실은 나가노현 사람들의 장수 비결 중 하나가 가루 두부다.

가루 두부는 언두부(두부를 얼려서 말린 것)를 분말로 만든 것이다. 나가노현은 일본에서 언두부 생산량이 가장 많은 지역으로, 이곳 사람들에게는 예로부터 소울푸드로 친숙한 식품이다.

물론 나도 가루 두부를 일상적으로 먹어 왔는데, 이 가루 두부에 들어 있는 성분을 조사해 보니 놀라운 사실을 알 수 있었다. 가루 두부야말로 건강하게 오래 사는 데 꼭 필요한 '꿈의 식품'이었던 것이다.

콜레스테롤, 중성지방, 혈당을 떨어뜨린다

근육을 만들려면 단백질이 필수라고 앞서 말했는데, 가루 두부는 단백질 덩어리다. 그중에서도 나는 '레지스턴트 단백(resistant protein)'이 풍부하게 함유된 점에 주목했다.

레지스턴트 단백은 장 속에서 콜레스테롤과 결합하지만 소장에서 잘 흡수되지 않는다는 특징이 있다. 즉, 체내에 흡수되지 않고 콜레스테롤을 체외로 배출시킨다.

섭취하는 것만으로 콜레스테롤 수치를 낮출 수 있는 것이다.

더불어 중성지방과 혈당을 낮추는 효과가 있다는 사실도 알았다. 이를 증명하는 놀라운 데이터도 나왔다.

《명의의 THE 다이코반!》(2018.10.22. 방송)에서 기상캐스터 모리 아키라가 식사 전에 언두부를 하루 1장(19.5g) 먹는 생활을 지속했더니 식후 혈당치가 152~170에서 정상치인 122~127까지 낮아졌다.

또, 같은 프로그램(2019.1.21. 방송)에서 가루 두부를 1일 1식, 2주간 꾸준히 섭취한 이즈미야 시게루는 중성지방 수치가 182에서 158까지 떨어졌다. 중간에 설날도 끼어 있어서 고기 등 명절 음식을 실컷 먹었다고 하는데, 그런데도 충분히 효과를 얻을 수 있다.

이 같은 사실만으로도 가루 두부가 건강 관리에 빼놓을 수 없는 식품이라는 사실을 알 수 있지만, 내가 추천하는 이유는 그게 다가 아니다. 가루 두부를 먹으면 동양인의 식생활에서 부족한 아연을 보충할 수 있다. 아연은 세포가 재생하는 데 필요한 물질이다. 아연이 풍부한 대표적인 식품은 생굴인데, 제철이 아닐 때는 섭취하기 어렵다. 그런 면에서 가루 두부는 1년 내내, 더구나 저렴하게 구할 수 있다는 점도 매력적이다.

게다가 칼슘과 철분도 함유되어 뼈를 튼튼하게 하고 빈혈 예방에도 도움이 된다. 당뇨병과 동맥경화를 막을 뿐 아니라 부족하기 쉬운

영양소도 보충해 준다.

어떤 요리에든 잘 어울려 레시피의 폭이 넓다

가루 두부는 특징적인 맛이 없어서 동서양 어느 요리에나 잘 어울린다. 카레나 된장, 전골과 같은 국물이 있는 요리에 넣어도 되고, 볶음이나 샐러드에 그냥 뿌려도 좋다. 오코노미야키(한국의 빈대떡과 비슷한 일본의 부침 요리)나 함박 스테이크를 만들 때 밀가루나 빵가루 대신 쓰면 당질을 많이 줄일 수 있다. 게다가 가루 두부로 만든 오코노미야키는 정말 맛있다! 응용 범위가 넓어서 평소에 하는 식사에 쉽게 적용할 수 있다.

그리고 언두부는 씹는 맛이 있어서 고기 같은 식감도 즐길 수 있고 포만감도 느낄 수 있다. 다이어트를 하는 여성에게도 추천하는 식품이다. 내가 실제로 먹고 있는 레시피를 소개하니 꼭 한번 시도해 보기 바란다. 가루 두부를 구할 수 없는 경우에는 언두부를 갈아서 사용할 수 있다.

평소에 먹는 요리에 응용하는

가루 두부 간단 메뉴

가루 두부는 언두부를 분말로 만든 것이므로 으깨는 수고 없이 사용할 수 있어 편리하다. 요리할 때 조미료처럼 구비해 두면 어떤 요리에든 첨가해서 쉽게 단백질을 보충할 수 있다. 이유식으로 활용할 수도 있고, 섭식 장애가 있거나 음식물을 삼키기 어려운 사람을 위한 환자식으로도 좋다.

가루 두부가 없을 때는 언두부를 갈아서 활용해도 좋다. 언두부는 식료품을 판매하는 온라인 쇼핑몰에서 구입이 가능하다.
일반 두부를 활용할 경우에는 두부를 적당한 크기로 잘라 키친타월로 물기를 충분히 제거한 다음 밀폐 용기나 지퍼백에 담고 냉동실에 얼린다. 얼린 두부를 자연 해동하거나 전자레인지에서 해동해 면포에 싸서 물기를 충분히 짠다. 언두부를 갈아서 다양한 요리에 첨가해 먹을 수 있다.

1인분(70g)
열량 159㎉
단백질 10.5g

가루 두부 달걀 미소된장

만들어 두고 먹을 수 있는 밑반찬으로 순식간에 만들 수 있고 맛있다.

재료 (2~3인분)

가루 두부	2큰술	미소된장	2큰술
물	2큰술	설탕	2큰술
달걀	2개	맛술	1큰술

만드는 법

① 가루 두부에 물을 넣어 촉촉하게 섞는다.
② 프라이팬에 모든 재료를 넣고 잘 섞어서 약한 불에서 저어가며 천천히 익힌다. 걸쭉해지면 완성.

고구마 양배추 샐러드

1인분
열량 225㎉
단백질 5.6g

가루 두부를 우유로 불려 감칠맛이 있고, 고구마와 잘 어울린다.

재료 (4~5인분)

고구마 ················· 1개
양배추 ··· 잎 2장(100g)
가루 두부 ········· 3큰술
우유 ················ 3큰술
마요네즈 ··········· 2큰술
소금, 후추 ······· 약간씩

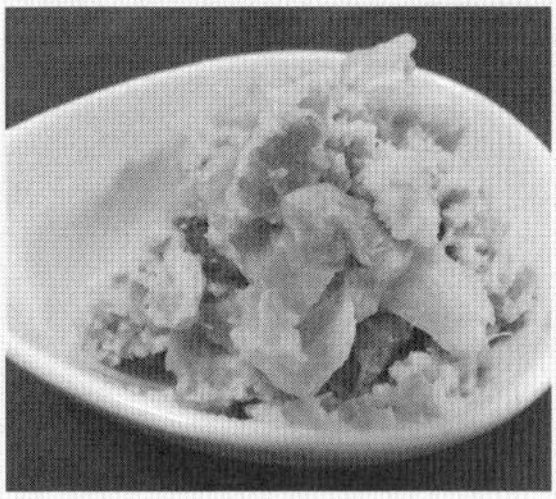

만드는 법

① 가루 두부에 우유를 넣어 촉촉하게 섞는다.
② 냄비에 껍질을 벗긴 고구마를 삶아 익으면 삶은 물을 버린다. ①을 넣고 다시 가열하여 남은 수분을 날리면서 으깨어 섞는다.
③ 양배추를 큼직하게 썰어 전자레인지로 1분 가열하여 수분을 날린 후 ②와 마요네즈, 소금, 후추에 버무린다.

가루 두부 새알심 국

1인분
열량 433㎉
단백질 17.4g

진한 소금물을 발라가며 새알심을 만들면 국에 넣어도 모양이 부서지지 않는다.

재료 (2~3인분)

밥 ········· 2그릇(300g)
가루 두부 ·········· 2큰술
물 ····················· 2큰술
녹말 ················· 2큰술
닭고기 ············ 적당량
무, 당근, 만가닥버섯,
파 ··················· 적당량
간장 ·················· 약간

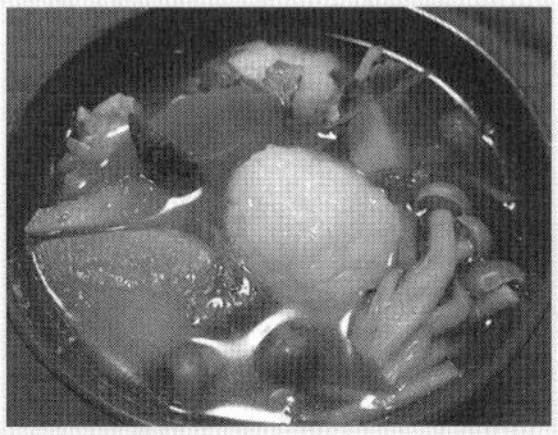

만드는 법

① 냄비에 물을 넉넉히 넣고 닭고기와 무, 당근, 만가닥버섯, 파를 넣고 끓여서 국물을 만든다.
② 가루 두부에 물을 넣어 걸쭉하게 하고 밥, 녹말을 넣어 함께 반죽한다. 진한 소금물을 준비하여 손에 바르면서 동그랗게 3㎝ 크기로 새알심을 만든다.
③ 새알심을 ①의 국물에 넣고 끓인 뒤 익으면 간장으로 간을 맞춘다.

잡곡밥

1인분(160g)
열량 337㎉
단백질 9.1g

가루 두부를 활용해 주먹밥으로 만들어도 맛있다.
밥이 식으면 가루 두부의 풍미가 감칠맛으로 남는다.

재료 (2~3인분)

쌀	2컵
오곡미	30g
찰보리	1큰술
가루 두부	2큰술
물	2컵+3큰술

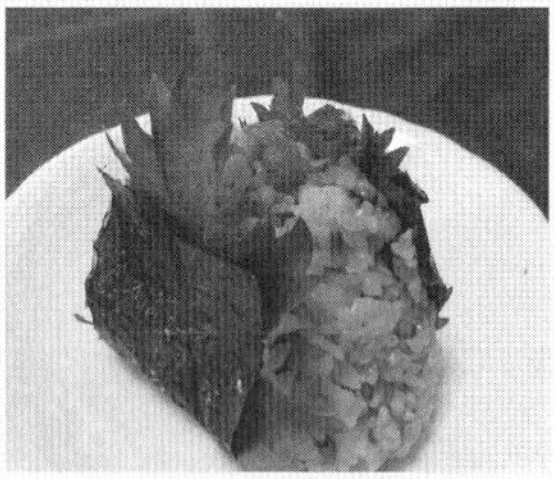

만드는 법

① 밥솥에 모든 재료를 넣어 밥을 안친다.

*매실장아찌를 넣어 주먹밥을 만들거나 차조기 잎, 김에 싸 먹으면 더욱 맛있다.

가루 두부 고기감자

1인분
열량 395㎉
단백질 21.5g

볶은 깻가루와 가루 두부가 들어가서 국물도 걸쭉하고 담백하면서도 포만감이 있다.

재료 (2~3인분)

돼지고기	150g
감자	2개
당근	1/2개
양파	1/2개
실곤약	100g
물	300ml
일식 조미료	1작은술
맛술	1큰술
설탕	1큰술
간장	2큰술
강낭콩	3큰술
깻가루	2큰술
가루 두부	2큰술
참기름	1작은술

만드는 법

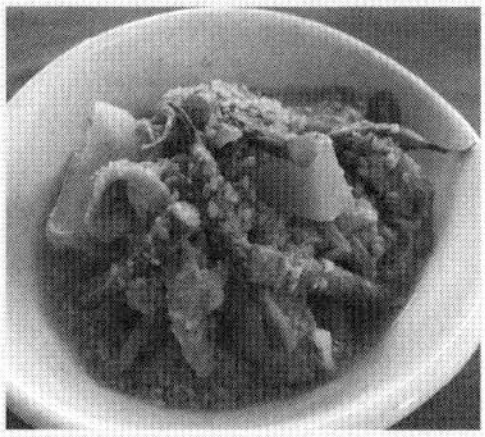

① 돼지고기, 감자, 당근, 양파, 실곤약은 적당한 크기로 자른다.

② 강낭콩, 깻가루, 가루 두부, 참기름을 제외한 재료를 냄비에 넣고 끓인다.

③ 고기와 채소가 익으면 강낭콩, 깻가루, 가루 두부를 넣고 한 차례 끓인다. 취향에 따라 참기름을 약간 넣는다.

가루 두부 그래놀라

1인분
열량 314kcal
단백질 11.9g

우유나 요거트를 첨가하면 아침 식사로도 좋다.

재료 (10인분)

가루 두부	1컵	아몬드	70g
오트밀	1컵	올리브유	4큰술
콘플레이크	1컵	메이플시럽	4큰술
호두	70g	소금	한 꼬집

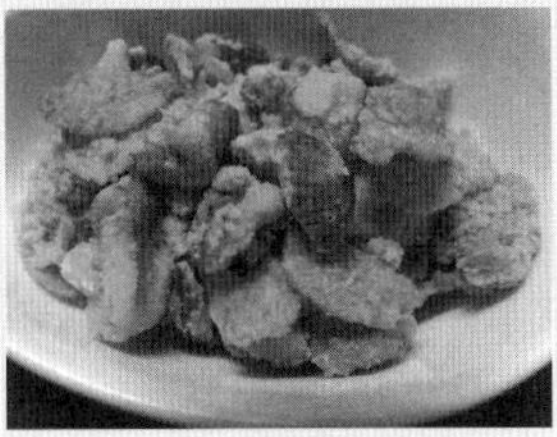

만드는 법

① 호두, 아몬드는 비닐봉지에 넣어 밀대를 이용해 굵게 부순다.

② 재료를 전부 섞어 오븐 시트를 깐 철판에 펼쳐 160°C의 오븐에서 20분간 구운 후 식힌다(중간에 한 차례 섞어서 골고루 굽는다).

가루 두부 볶음찜

1인분
열량 167kcal
단백질 12.5g

채소에서 나오는 감칠맛이 더해져 깊은 맛이 난다.
가루 두부를 많이 먹을 수 있어 단백질 섭취를 늘릴 수 있다.

재료 (10인분)

소송채	1다발	식용유	2큰술	청주	2큰술
당근	1/2개	물	400ml	간장	3큰술
표고버섯	3개	일식 조미료	1작은술	쯔유	3큰술
원통형 어묵	1개	달걀	2개		
가루 두부	160g	설탕	3큰술		

만드는 법

① 소송채는 2cm 길이로 자르고 당근, 표고버섯, 어묵은 얇게 썬다.

② 깊은 팬에 식용유를 두르고 ①의 재료를 볶다가 물, 일식 조미료를 넣는다. 설탕, 청주, 간장, 쯔유 등의 양념과 가루 두부를 첨가해 익힌다.

③ 풀어둔 달걀을 잘 저으면서 넣어 완성한다.

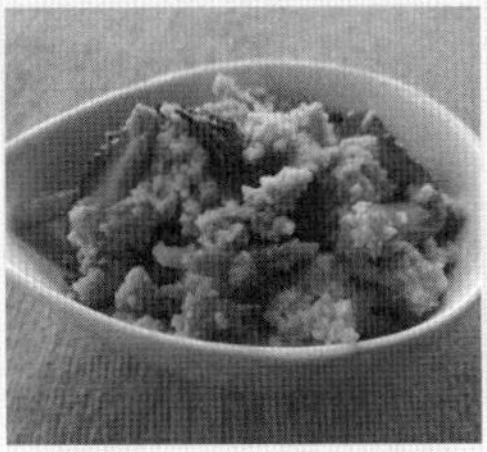

하루 섭취해야 하는 채소는 350g

채소 주스와 미소된장국으로 하루 채소를 확보한다

나는 채소 주스 한 잔으로 아침을 시작한다. 채소 주스의 장점은 무엇을 넣어도 맛있게 마실 수 있다는 점이다. 시금치와 소송채, 피망, 양배추 등 그날 집에 있는 채소를 넣어 믹서로 간다. 사과나 바나나 같은 과일을 넣어 조금 달게 만들 때도 있고, 가끔 해조류나 멜로키아(이집트 원산의 식물로 시금치와 비슷한 맛이 나며, 줄기에 함유된 섬유로 인해 끈적임 있다)처럼 미끈미끈한 식품도 함께 넣는다.

그리고 단백질을 섭취하기 위해서 우유나 두유, 요거트 중 하나는 반드시 넣는다. 우유를 마시면 혈당이 완만하게 상승해서 좋다.

출장을 가서 직접 만들기 힘들 때는 편의점에서 시판 제품을 구입해서 꼭 챙겨 마신다. 그만큼 채소 주스는 절대 거를 수 없는 중요한 식단이다.

채소를 효율적으로 많이 먹을 수 있는 채소 주스

내가 채소 주스에 집착하는 이유는 이만큼 효율적으로 많은 채소를 섭취할 수 있는 메뉴는 없기 때문이다. 후생노동성이 권장하는 성인 하루 채소 섭취량은 350g이다.

하지만 평소에 하는 식사에서 이만큼의 양을 섭취하는 것은 상당히 어렵다. 지역별로 살펴봐도 350g을 넘는 곳은 나가노현밖에 없다.

그런데 채소 주스를 단 한 잔만 마셔도 채소를 약 220g 정도 섭취할 수 있다. 아침에 한 잔 마셔 두면, 나머지는 샐러드나 삶은 채소를 조금 먹는 것만으로 하루에 필요한 양을 채울 수 있는 것이다.

채소의 항산화 파워로 모든 질병을 예방한다

인생 마지막 날까지 좋아하는 일을 하며 살려면 몸 전체에 혈액을 보내는 '혈관'의 존재를 무시할 수 없다. 혈관이 노화되면 뇌졸중과 심근경색 등을 일으킨다.

일본인 사망 원인 상위 10가지 중, 4가지가 혈관에 관련된 질환이다. 건강하게 오래 살려면 근육을 단련하는 것은 물론이고 혈관 질환 예방에도 신경을 써야 한다.

혈관 건강을 챙기기 위해 내가 도달한 결론이 바로 '채소 먹기'였다. 혈관이 노화되는 원인 중 하나는 산화다. 산소를 마시면 산화가 일어나 혈관이 녹슨다. 이러한 산화를 막아주는 것이 채소다.

당근과 브로콜리, 호박 등에 함유된 황색과 녹색의 베타카로틴과 토마토에 함유된 적색 리코펜 등의 색소에는 항산화 파워가 있다. 이 항산화 파워로 많은 사람들이 걱정하는 암과 동맥경화, 치매의 원인이 되는 만성 염증을 예방할 수 있다.

또한 채소에 함유된 칼륨은 혈압을 높이는 나트륨이 체내로 흡수되는 것을 억제한다. 따라서 혈압이 높은 사람도 자꾸자꾸 채소를 섭취하면 좋다.

채소는 늘리고 염분은 줄이는 채소 듬뿍 미소된장국

채소를 많이 먹을 수 있는 추천 메뉴를 하나 더 소개한다.

나는 채소 듬뿍 미소된장국을 즐겨 먹는다. 재료는 그때그때 다른데, 주로 우엉, 잎채소, 버섯, 곤약 같은 것을 넣는다. 돼지고기 없이 채소를 많이 넣은 돈지루(일본식 돼지고기 된장국)를 생각하면 된다.

채소 듬뿍 미소된장국은 채소를 많이 섭취할 수 있는 데다가 염분도 줄일 수 있다. 보통 된장국만큼 된장을 넣기는 하지만, 마시는 국물의 양이 줄기 때문에 자연스럽게 염분 섭취량이 적어진다. 나가노현 사람들도 채소 듬뿍 미소된장국 먹기를 실천한 결과, 암 사망률이 현저하게 낮아지고 동맥경화 환자 수도 감소했다.

채소를 잔뜩 먹을 수 있고 포만감도 있으며 염분까지 줄일 수 있다니 정말 건강한 요리다. 장점이 가득한 채소 듬뿍 미소된장국을 먹는 습관을 들이자.

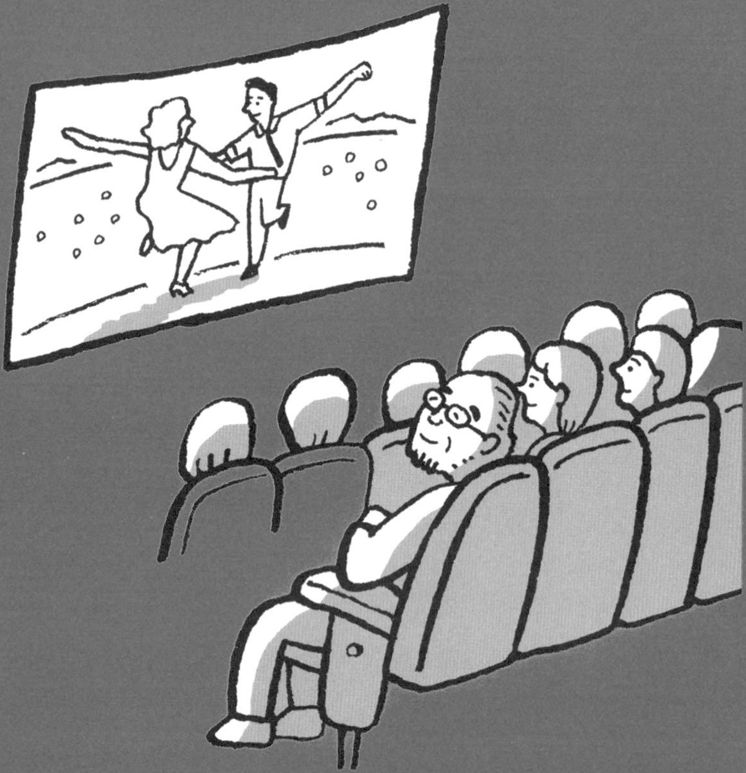

제3장

인생 마지막 날까지 팔팔하게 살기 위해서

스트레스 줄이는 마음의 근육 단련

• 시니어의 마음 관리 •

몸을 움직이고, 영양이 가득한
식사에 신경을 썼다면,
이제 마음을 들여다볼 시간이다.

누구에게나 스트레스와 불안은 있지만
운동을 하면 스트레스가 땀과 함께 배출된다.
마음이 정화되어 건강해지면, 즐기고 싶은 일,
도전하고 싶은 일이 생겨서 외출이 잦아진다.
좋아하는 일을 마음껏 즐기고 싶으니까
몸을 관리하는 일이 힘들지 않다.

이렇게 **선순환**이 시작된다면
더할 나위 없다.

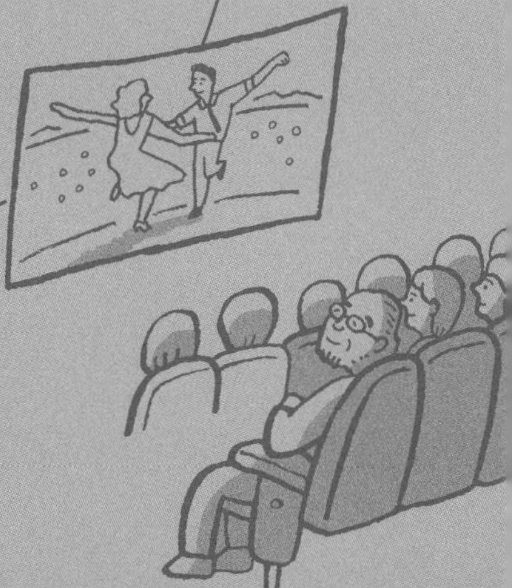

마음 관리법

스트레스를 잘 다스린다

현대사회는 스트레스 사회다. 회사에 다니는 사람이라면 실적이나 성과에 대한 압박을 받고 내키지 않는 일을 받아들여야 할 때도 있다. 거래처와의 관계나 직장 내 인간관계 때문에 고민하는 일도 있을 것이다.

은퇴했거나 직장에 다니지 않더라도 이웃과 분쟁이 생기거나 가족, 친척 간의 다툼에 휘말리기도 하고, 갑자기 자신 또는 가족이 병에 걸려서 마음이 어지러워지는 일도 있다. 살면서 스트레스를 전혀 느끼지 않는 사람은 없을 것이다. 나도 경영책임자로서 압박이 심하고 정신없이 바빴던 병원장 시절에는 항상 과도한 스트레스를 받았다.

스트레스가 암의 원인이 된다

스트레스를 계속 떠안고 있으면 병에 걸리기도 쉽다. 일본 국립 암연구센터의 연구(《자각적 스트레스와 암 환자의 관계에 대해서》, 2018.1.20)에 따르면, 40세부터 69세까지 스트레스가 많은 그룹은 적은 그룹에 비해서 암에 걸리는 비율이 11%나 높았다. 남성에게서 이러한 경향이 두드러지며, 특히 간암과 전립선암은 스트레스가 많을수록 발병할 확률이 크다는 점도 드러났다.

즉, 스트레스가 암의 원인이 된다는 것이다. 한편 여성은 남성과 비교하면 그렇게까지 현저한 차이를 보이지는 않았다. 이는 일반적으로 남성보다는 여성이, 스트레스를 무의식중에 해소하는 사람이 많기 때문인 것 같다.

그럼 어떻게 하면 스트레스를 잘 다스릴 수 있을까?

스트레스를 느끼면 스트레스 호르몬이라고도 하는

'노르아드레날린'이 과잉 분비된다. 노르아드레날린이 정상적으로 분비되도록 하는 것이 스트레스 해소의 열쇠가 된다.

스위스 취리히대학에서 발표한 연구에 따르면, 사람은 스트레스를 받으면 칼로리가 높고 건강하지 않은 음식이 먹고 싶어진다고 한다. 하지만 스트레스를 느낄 때마다 이러한 음식을 먹는다면 건강을 해친다. 나는 스트레스를 받으면 음식으로 해소하려 하지 않고 몸을 움직이거나 좋아하는 음악을 들으면서 긍정적으로 해소하려고 노력한다.

일과로 정해 둔 근육 단련 스쿼트나 발뒤꿈치 쿵 운동, 빠르게 3분 느리게 3분 걷기를 하거나 파타카라를 하다 보면 어느새 불쾌한 일도 잊게 된다. 땀과 함께 스트레스를 받았던 일도 사라지는 것이다.

스트레스를 잘 다스리는 7가지 방법

그 밖에 스트레스를 없애기 위해서 내가 노력하는 몇 가지를 더 소개한다.

①즐길 거리를 갖는다

나 같은 경우에는 누가 뭐래도 스키다. 바람을 느끼면서 맹렬한 스피드로 깨끗한 눈 위를 날아가듯 미끄러지는 순간은 정말 행복하다.

무릎 반월 연골판이 손상되어서 지금까지 두 번이나 수술을 권유 받았는데, 그때마다 관절 속에 주사를 맞으면서 회피해 왔다. 스키를 타다가 넘어져서 왼팔에 복잡골절을 입었을 때도 의사가 수술을 권했지만, 굳이 안 해도 되는 일은 하지 말자는 것이 내 스타일이다.

자신의 몸 상태를 살피면서 꾸준히 할 수 있는 취미를 하나쯤은 갖도록 하자. 마작, 경마, 노래방이라도 괜찮다. 일상생활에서 뭐라도 즐길 거리나 취미를 가져 보자.

②어쨌든 웃는다

웃으면 행복 호르몬이라는 세로토닌이 활성화된다. 즐거울 때, 재미있을 때, 조금 과장되다 싶을 정도로 크게 웃어 보자.

③맛있는 음식을 먹는다

나는 1일 1식처럼 굶는 다이어트나 참는 건강법을 싫어하기 때문에 참지 않는 건강법을 찾으려고 애를 썼다. 그러다 보니 '맛있는 건 일단 먹고 보는' 나름의 건강 관리법이 탄생했다. 나는 맛있는 음식을 엄청 좋아해서 스쿼트, 발뒤꿈치 쿵 운동, 빠르게 3분 느리게 3분 걷기를 하면서 단백질과 채소는 늘리고 염분은 줄이는 식단만 꾸준히 실천했다. 맛있는 음식을 맛있게 먹고 '맛있군!' 하며 머금는 미소가 건강으로 이어진다고 생각한다.

④꾸준히 배운다

호기심을 채우는 일도 스트레스를 줄이는 데 효과가 있다. 나는 무언가에 흥미가 생기면 끝까지 파고든다. 그 테마에 관련된 책을 몇 권씩 갖다 두고 닥치는 대로 읽는다.

⑤무리한 건강법에 얽매이지 않는다

나는 잡지나 신문 등에 칼럼을 연재하고 책을 집필하며 꾸준히 글을 쓰는 일을 하고 있다. 그림책과 그림 연극 제작에도 도전했다. 그러면서 자주 '나를 탈피하라(脫·自縛)'라는 말을 쓴다. '좀 더 자유로워져라, 자신을 옭아매서는 안 된다'고 스스로에게도 주문처럼 하는 말이다.

무리한 건강법은 어차피 오래 못 간다. '열심히 하지 않기'로 유명한 나도 계속할 만큼 부담 없는 근육 단련, 뼈 단련, 뇌 단련, 입 단련, 단백질 식단 등을 이 책에 담았다. 더 자유로워지기 위한 건강법이다.

⑥자기만의 스타일을 가져라

독특함은 좋은 것이다. 자기만의 스타일을 가지는 것은 중요하다. 근육 단련 스쿼트와 발뒤꿈치 쿵 운동도 오랫동안 꾸준히 하려면 어느 정도 자기 방식대로 재구성하는 것도 괜찮다.

⑦사회와의 연결 고리를 유지한다

퇴직을 하고 나면 외출할 기회가 줄어드는 남성이 많은데, 그렇다고 집에만 들어앉아 있으면 '사회적 쇠약'이 나타난다. 사회적인 역할이 없어지면 생활 기능이 떨어지기 시작하는 것이다.

취미 동아리에 가입하는 등 외부 커뮤니티 활동을 유지하는 것은 매우 중요하다. 나 역시 느슨하게나마 사회와의 연결 고리와 인간관계를 만들려고 노력한다. 단, 그 연결 고리에 지나치게 얽매이지 않도록 의식하는 것도 중요한 포인트다.

내 건강은 내가 챙긴다!

스스로 하는 건강 체크법, 체중 관리

나는 체중을 건강의 잣대로 삼고 있다. 체중을 줄이려고 항상 신경은 쓰고 있지만 감량을 목표로 하지는 않는다. 살짝 통통해도 괜찮다고 생각한다. 그렇지만 체중이 줄면 대사 증후군도 해소되고, 혈당과 콜레스테롤, 중성지방 등의 수치도 개선된다. 결과적으로 건강해진다.

근육 단련을 꾸준히 하면 불필요한 지방이 있는 사람은 자연스럽게 살이 빠진다. 나는 여행이나 출장을 가면 그 지역의 특산물을 맛있게 즐기고, 칼로리가 높은 정크 푸드나 라면, 덮밥류도 좋아한다. 직장 동료와 호텔에서 회의를 하면서 점심을 먹거나 저녁 식사로 풀코스를 먹을 때도 있다. 먹는 것을 엄청나게 좋아하기 때문에 식사를 제한하거나 금식을 하는 것은 나에게 맞지 않는다.

그런데 3년 전, 체중이 80kg을 기록했을 때는 아무래도 너무 뚱뚱해서 몸에 무리가 오는 느낌이 들었다. 그때부터 스쿼트와 발뒤꿈치 쿵 운동을 본격적으로 시작하고 '체중 조절'을 하기로 했다. 좋아하는 음식을 먹고 싶을 때 먹으면서 항상 건강하게 살기 위해서다.

지금 체중은 71kg이다. 3년 전에 비해서 9kg이나 뺐다. 키가 171㎝인 사람의 표준 체중은 64kg이지만, 더 살을 빼면 근육도 빈약해진다. 나는 지금이 딱 좋은 체중이라고 생각한다.

목표는 만만하게! 5일에 100g만 줄이면 된다

체중을 줄이는 비결은 '실현 가능한 목표'를 설정하는 것이다. 예를 들어 한 달에 2kg를 빼려고 한다면 굉장히 부담이 커진다. 식사 제한과 강도 높은 운동을 병행하지 않으면 달성할 수 없는데, 이를 매일 지속하기는 힘들다. 혹시 달성하더라도 급격히 체중을 빼면 요요

현상이 나타나기도 쉽다.

더욱더 여유 있게 생각하자. 2kg을 빼고 싶다면 '5일 동안 100g 감량' 정도로 목표를 잡는 것이 좋다. 하루에 겨우 20g이다. 친구와 외식을 했거나 라면을 먹은 날은 체중이 늘지만 다음 날 밥을 조금 덜 먹거나 운동을 조금 더 하면 된다.

가정용 체중계는 보통 100g 단위로 측정된다. 그러니까 딱 좋다. 5일 동안 100g 빼기는 쉽다. 그리고 이런 작은 성공을 경험하면 쾌감 호르몬이 분비된다.

가끔 보상으로 달콤한 것을 먹는다고 해도, 5일에 100g씩 감량이 꾸준히 쌓이면 거뜬하게 100일 동안 2kg을 뺄 수 있는 것이다. 얼마든지 조절 가능하다고 생각하면 자신이 체중을 지배할 수 있다. 숫자에 휘둘리지 않고 스스로 통제할 수 있게 된다.

매일 성공을 체험하는 것이 중요하다

나는 매일 아침 팬티 한 장만 입고 체중계에 오른다. 왜 아침에 재는가 하면, 일어나자마자 그때가 체중이 가장 적게 나가기 때문이다.

조금씩이라도 체중이 줄어드는 것을 보면 즐겁다. 만족스러운 숫자가 나온 날은 기분이 좋아지며 '대단한데!' 하고 자신을 치켜세우기도 한다.

이런 '성공 체험'이 중요하다. 성과를 맛보면 도파민이라는 쾌감 호르몬이 분비되어 더더욱 의지가 샘솟는다. 그러니까 체중계에는 매일 올라가자. 쾌감 호르몬을 이용하면 즐겁게 근육 단련을 할 수 있다.

체중 조절의 성과를 눈으로 확인하면 '이만큼 체중이 줄었으니까 오늘은 과자를 안 먹어야지' 하면서 자연스럽게 간식을 멀리하는 횟수가 점점 는다. 건강 관리는 무리하지 않고 즐겁게 지속하는 것이 중요하다.

하루에 체중을 20g 줄이는 것만으로도 좋다. 그만큼 감량하려면 먹는 양을 아주 조금 줄이든가, 10분만 더 걷든가, 스쿼트나 발뒤꿈치 쿵을 몇 회 더 하면 되는 것이다. 생활 습관을 아주 조금 바꿔서 사소해도 괜찮으니까 '행동 수정'을 해나가자.

누워서 후회하면 늦는다!

죽는 날까지 좋아하는 일을 마음껏 즐기려면 근육 단련을 하자

나는 지금까지 나가노현과 재해 지역을 비롯하여 일본 전 지역에서 건강 관리 운동을 펼쳐 왔다. 수십 년 동안 전 세계를 누비며 의료 활동을 해 왔는데, 내 몸이 허락하는 한 앞으로도 계속 지원 활동을 하고 싶다.

지금의 목표는 '80세까지 이라크 난민 캠프에서 진료하기'다. 지금도 주위에서는 나보고, 70세나 됐는데 용케 체르노빌이나 이라크 같은 데를 다닌다고 한다. 젊은 사람들을 보내는 것보다 '무서울 게 없는' 80세가 가는 편이 낫지 않을까. 그보다 몸이 따라 줄지가 문제다.

역할이 있어야 한다

나이를 먹을수록 드는 생각인데, 하고 싶은 활동을 계속하려면 우선 내 몸이 건강해야 한다. 그래서 예전보다 더 건강 관리에 신경 쓰게 되었다.

거꾸로 말하면 '사회적인 역할'이 있기 때문에 내 일상의 생활 기능이 유지된다는 말이다. 거창하게 생각하지 않아도 된다. 자식을 위해서, 손주를 위해서, 지역을 위해서, 뭐든지 괜찮다.

사회적 역할이 없어지면 생활 기능이 저하된다. 죽을 때까지 팔팔하게 살려면 집에 들어앉아 있지 말고 무언가 '사회와의 연결 고리'를 가지는 것이 중요하다.

삶의 의미를 찾는다

시가현(滋賀県) 위생과학센터와 시가대학의 공동 연구에 따르면, 남성은 스포츠, 취미, 오락, 학습, 자기계발이 평균 수명에 영향을 끼치고, 여성은 자원봉사 활동이 수명과 관계가 있다고 한다. 시즈오카현(静岡県) 고령자 동일 집단 조사에서는 운동과 영양에 신경을 쓰면 사망률이 32% 감소하고, 나아가 사회에 참여하면 사망률이 51% 감소한다는 놀라운 결과가 나왔다.

그렇다고 너무 어렵게 생각하지 않아도 된다. 친구와 즐겁게 이야기를 나누거나 주위에 어려운 사람이 있을 때 상담해 주는 정도면 충분하다. 그렇게 생각하면 '삶의 의미'를 쉽게 찾을 수 있다. 누군가가 나를 필요로 하는 사람이 있으면, 그 사람을 위해서 '움직일 수 있는 사람'이 되고 싶어지기 때문이다.

예를 들어 '입원한 친구에게 병문안을 가고 싶다'거나 '자식이 일 때문에 바쁘니까 손자를 돌봐주고 싶다'는 생각을 한다. 조금 더 시야를 넓혀 '친구와 함께 자원봉사 활동에 참가하고 싶다'거나 '근처 초등학교 학생들에게 구연동화를 해 주고 싶다'는 생각을 하게 될지도 모른다.

사회적 역할이 마땅히 떠오르지 않는다면 취미나 좋아하는 일을 해도 괜찮다. '좋아하는 합창을 계속하고 싶다' '90세에도 경마장에 가고 싶다' '80세에 컴퓨터를 배우러 다니고 싶다' 같은 것도 멋진 도전이 될 수 있다.

근육은 배신하지 않는다!

목표를 세울 때는 '이게 하고 싶다, 저게 하고 싶다' 하는 바람에서 끝나는 것이 아니라, 자신의 신체라는 냉정한 현실에 비추어서 생각해야 한다.

'80세까지 자원봉사 활동을 하려면 얼마나 자유롭게 몸을 움직일 수 있어야 할까?', '지금보다 오랜 시간 걸을 수 있으려면 무엇을 하면 좋을까?'

TV에서 본 건강법을 막무가내로 시도하지 말고 '내가 하고 싶은 일을 하려면 무엇이 필요할까'라는 관점에서 생각한다.

그렇게 생각한 결과, 내가 찾아낸 것이 근육 단련이었다. 근육은 배신하지 않는다. 단련한 만큼 튼튼한 몸을 만들 수 있다. 몸을 부담 없이 움직일 수 있으니까 70세가 되어도 여전히 하고 싶은 일이 생겼다. 좋아하는 일을 죽을 때까지 마음껏 즐기려면, 역시 근육 단련을 해야 한다.

식품 추천

내가 애용하는 8가지 건강 지킴이

내가 평소에 몸을 생각해서 꾸준히 먹는 식품을 소개한다.

1 낫토

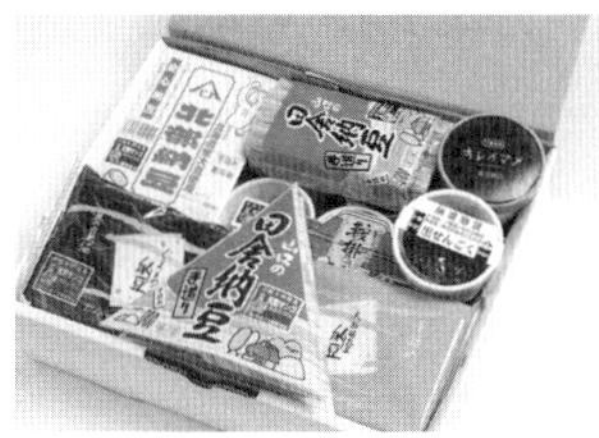

낫토는 콩을 발효시킨 식품으로 골다공증 예방에 효과적이다. 또한 비타민B_2가 함유되어 혈액이 맑아지며 혈전이 생기는 것을 억제해준다. 낫토균은 장이 활발하게 작용하도록 하며 면역 기능을 높인다.
특히 홋카이도 도카치(北海道 十勝)**에 위치한 콩의 고장, 혼베쓰초**(本別町)**의 낫토를 꾸준히 먹고 있다. 이 마을에 있는 '야마구치발효식품'이 만드는 낫토는 모든 제품이 훌륭하다. 이나카낫토**(시골낫토)**와 구로마메낫토**(검은콩낫토)**는 밥 없이 그냥 간식처럼 먹을 수도 있고, 10종류나 있어서 골라 먹는 재미도 있다.**

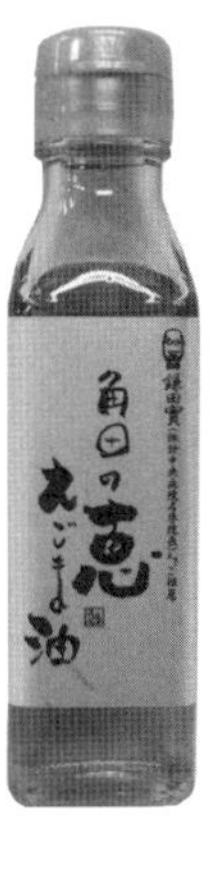

2 들기름

오메가3 지방산이 풍부하게 함유된 들기름과 아마씨유를 되도록이면 많이 사용하려고 한다. 미야기현(宮城県)**에 '니지노소노'라는, 장애인 고용을 성실하게 하는 사회복지법인이 있다. 장애인을 고용해 들깨 재배를 하고 그 수확물로 들기름을 추출해 판매하는데 품질도 뛰어나다. 나는 이곳의 봉사단장을 맡고 있으며 제품 라벨은 내가 직접 붓으로 써서 만들었다. 이 들기름을 샐러드에 뿌리거나 채소 주스에 넣어서 꾸준히 먹는다.**

3 요거트

옥스퍼드대학교에서 발표된 논문에 따르면 장내 플로라(flora)를 개선하여 자신이 본래 가지고 있는 유익균을 활성화하려면, 항상 같은 유산균을 체내로 보내기보다는 다양한 종류의 유산균과 낫토균을 섭취하는 편이 좋다고 한다. 그래서 요거트는 되도록이면 여러 브랜드의 제품을 다양하게 먹고 있다. 그냥 간식으로도 즐기고 채소 주스에 넣어 먹기도 한다. 마시는 요거트도 거의 하루 한 병은 마신다.

4 지오리나 효소

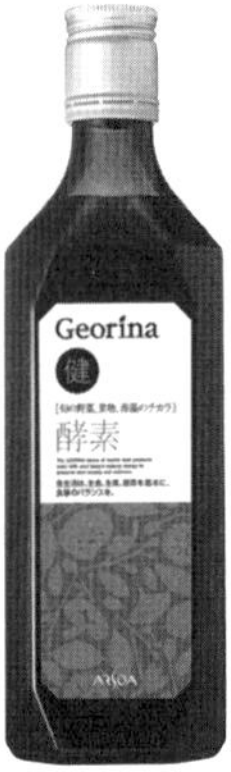

화장품 회사 '아르소아'가 만드는 건강식품으로 이 효소에는 17종류의 유익균이 함유되어 있다. 야마나시현 고부치자와초(山梨県 小淵沢町)에서 무농약으로 키운 채소를 발효해 만드는 효소이다. 이 효소를 먹기 시작한 뒤로 건강해졌다는 느낌을 받는다.

5 우무

겨울에는 도코로텐(우무 냉국)으로 먹고, 다른 시즌에는 우유 우무를 만들어서 입이 심심할 때 먹는다. 토마토 우무는 샐러드에 넣어서 자연스럽게 먹는 습관을 들였다. 섬유질의 왕이라고 하는 우무는 혈당, 혈압, 유해 콜레스테롤을 낮춘다는 데이터가 있어 다양하게 활용해서 먹는다.

6 생강

생강이나 파, 고추 등의 향신채는 음식의 맛과 향을 살려줄 뿐만 아니라 약과 같은 효능을 기대할 수 있다. 특히 아디포넥틴이라는 물질의 분비를 촉진하여 대사 증후군을 개선하는 효과가 있다.

7 아보카도

아보카도에는 세포가 신진대사 활동을 하고 재생될 때 꼭 필요한 엽산이 함유되어 있다. 또 피부에 좋은 리놀산도 포함되어 있다. 비타민B_2도 풍부해서 피로 회복에도 좋은 아보카도는 '숲속의 버터'라고도 한다. 먹을 기회가 있을 때 부지런히 아보카도를 챙겨 먹고 채소 주스에 아보카도를 넣기도 한다.

8 땅콩·대두칩

체중이 80㎏ 이상이던 당시에는 밤에 원고를 쓰면서 입이 심심해지면 감자칩을 먹곤 했다. 아주 조금만 먹을 생각이었는데 무심결에 한 봉지를 다 먹어 버리는 일이 잦았다.
그래서 감자칩을 대신할 간식을 마련해 두기로 했는데, 땅콩만 한 것이 없었다. 대부분이 단백질이고, 특히 속껍질에는 폴리페놀이 풍부하다. 뇌경색과 치매 예방에도 좋다. 그래도 꼭 감자칩이 먹고 싶을 때는 '비오쿠라'의 대두칩을 먹는다. 당질이 적고 단백질이 풍부한 건강 간식이며 유자후추맛과 토마토바질맛 등 다양한 맛이 있어서 질리지 않는다.

체험담

나의 액티브 라이프를 소개합니다

나는 재미있어 보이는 일이 있으면 어디든지 달려가는 성격이다. 아무리 나이가 들어도 혼자서 갈 수 있도록 꾸준히 근육 단련을 하고 있다.

겨울에는 매일매일 스키!

아무리 바빠도 시즌에는 매일 스키를 타는 것이 나의 낙이다. 스위스 체르마트에서 하루에 60km를 탄 적도 있다. 90세까지 멋있게 스키를 타는 것이 나의 목표이다.

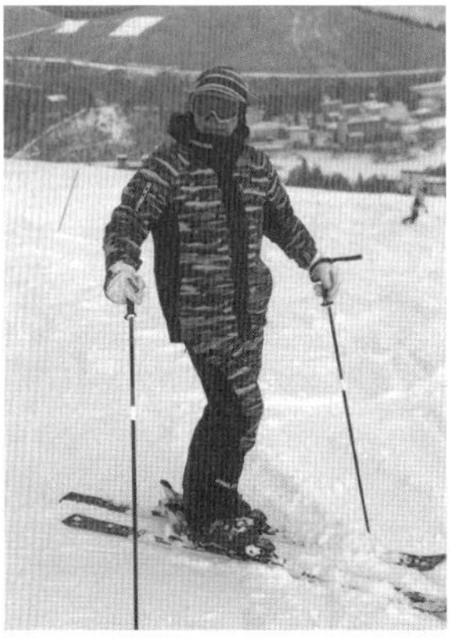

10년 동안 감기를 모르고 살았다!

특별히 조심하는 것도 아닌데, 지난 10년 동안 감기나 인플루엔자 때문에 쉰 적은 없다.

매년, 난민 캠프 방문

2004년부터 이라크에서 의료 지원 활동을 계속하고 있다. 현지에서는 신변의 안전을 위해서 도심부에 있는 호텔에 체류하기 때문에 새벽 4시에 캠프로 출발한다. 5시간 정도 진료를 하고 호텔에 도착하면 밤 10시. 이 일정을 '80세까지 계속하기'라는 목표가 근육 단련을 하는 데 동기부여가 된다.

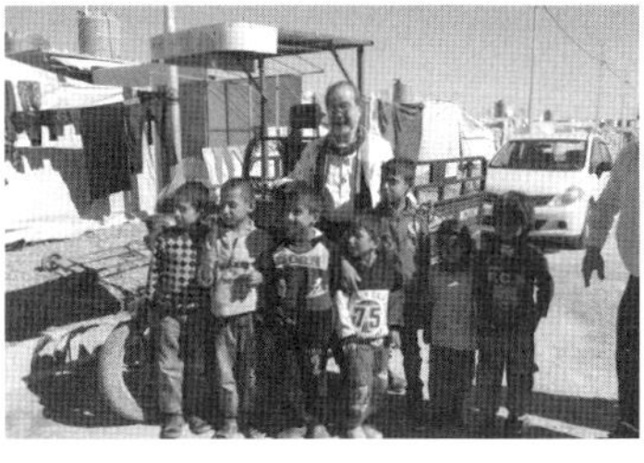

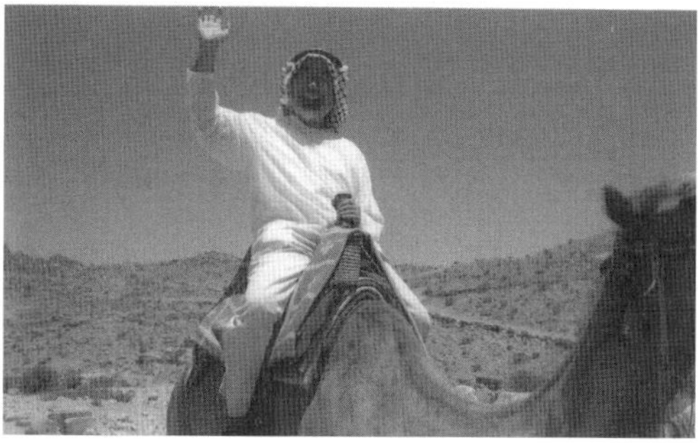

해외 출장을 가도 시차 적응은 필요 없다!

언제 어디서나 잘 수 있는 것이 자랑인 나. 비행기 안에서 푹 자고 목적지에 도착하는 순간부터 활기차게 움직인다.

연간 100일 강연회!

동북지방 재해 지역을 비롯하여 일본 각지를 날아다니면서, 날마다 건강 관리에 관한 이야기를 한다. 강연회에서 다 함께 근육 단련 스쿼트와 발뒤꿈치 쿵 운동을 하면 모두 환한 웃음을 짓는다. 나도 청중들에게 건강한 기운을 받는다.

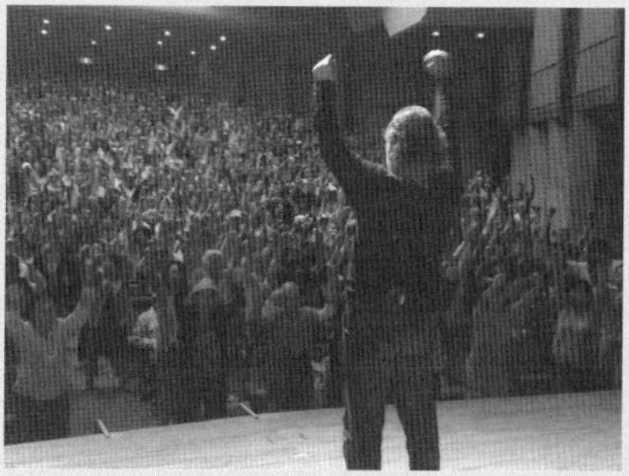

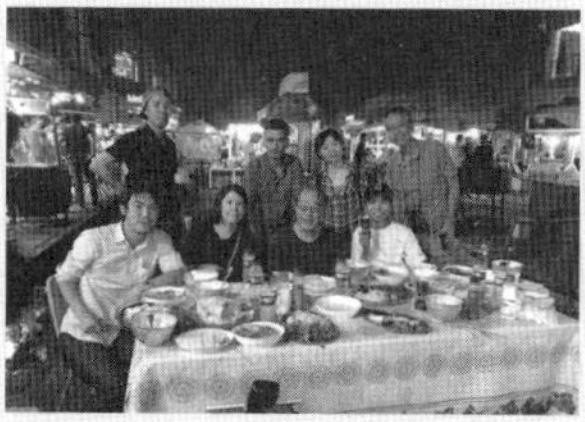

쾌면, 쾌식, 쾌변!

전 세계 어디를 가도 나의 컨디션은 평소와 똑같다. 환경이 바뀌어도 불면증이나 식욕 저하, 변비 때문에 고생하는 일은 없다.

마치며

내일은 오늘보다 조금 더 강한 나

우리는 매일 반드시 어딘가 근육을 움직이고 있다. 걷는 것도, 밥을 먹는 것도, 말하는 것도, 모두 근육을 움직이기 때문에 할 수 있는 활동이다. 인생 마지막 날까지 자신의 힘으로 자유롭게 살려면 '근육'이 꼭 필요하다. 나이가 들수록 근육을 지키는 일이 중요하므로 이 책에서는 근육 단련을 테마로 내가 실제로 하는 운동과 식생활을 소개했다.

이 책을 통해서 한 가지 더 하고 싶은 말은, 건강해지기 위해서 무언가를 참을 필요는 없다는 것이다. 일본에는 참는 건강법이 많은데, 대사 증후군이 있어도, 질환이 있어도, 장애가 있어도, 하고 싶은 일을 참을 필요는 없다.
'나는 ○○이니까 이건 참아야지, 저건 해서는 안 돼'라는 생각을 하면 인생이 지루해진다. 한 번뿐인 인생을 마지막까지 즐기려면 스스로를 옭아매지 말자.

앞서 말했듯이 나 역시 많은 부상과 지병을 갖고 있지만, 무엇 하나 포기하지 않았다. 하고 싶은 일은 의사가 말려도 하고, 좋아하는 음식은 당뇨 위험이 있어도 먹는다.

내 인생의 주인공은 나이고, 내가 행복하면 그만이라고 생각하기 때문이다. 하지만 아무 대책 없이 계속 그렇게 제멋대로 행동하면 건강 수명이 단축된다. 나는 죽을 때까지 내 인생을 즐기려고 근육 단련에 힘쓰고 있다.

근육은 배신하지 않는다. 근육 단련을 한 만큼 자신의 건강을 실감할 수 있다. 조금이라도 성과를 확인하면 자연스레 삶의 방식 자체가 바뀐다.
운동을 하면 테스토스테론이라는 호르몬이 증가한다. 성별과 상관없이 테스토스테론이 약간 증가하면, 삶의 방식이 도전적으로 바뀌어 고난을 극복하거나 나의 한계를 뛰어넘고 싶어진다.
지금 할 수 있는 일보다 조금 더 어려운 일에 도전하고자 하는 용기가 생긴다.

또, 운동을 하면 행복 호르몬인 세로토닌과 쾌감 호르몬인 도파민이 분비된다. 몸을 움직이면 결과적으로 마음까지 건강해지는 셈이다. 몸과 마음이 건강해지면 금세 인생이 즐거워진다. 더 자유롭게 움직일 수 있게 되면 처음에 그린 비전보다 하고 싶은 일이 점점 많아진다. 그러면 다음 목표를 위해서 또 열심히 근육 단련을 하려고 노력한다. 맨 처음에 여기까지가 한계라고 생각했던 일이, 더 이상 한계가 아닌 자연스러운 일이 되고 또 다른 꿈을 꿀 수 있다.

근육 단련을 하면 뼈도 건강해진다. 운동을 하면 뇌 건강 또한 챙길 수 있어 치매를 예방할 수 있다. 입 근육을 단련하면 연하성 폐렴도 예방할 수 있다. 발뒤꿈치 쿵 운동을 하면 모세혈관도 건강해져 피부가 젊어지는 효과가 있다. 차례차례 좋은 일이 일어난다. 단백질을 매 끼니 적당히 섭취하는 식습관도 잊지 말아야 한다.

삶이란 마지막까지 미완성이다. 요즘 그런 생각을 자주 한다. 누구나 반드시 늙고 언젠가는 죽음을 맞이한다. 인간으로 태어난 이상, 그 숙명을 피할 수는 없다. 그렇지만 남은 시간을 '더 나은 인생'으로 만들 수는 있다.
자신이 바라는 이상적인 미래를 꿈꾸며 '오늘보다 조금 더 강한 내가 되자'고 계속 의식하면, 사람은 아무리 나이가 들어도 발전할 수 있는 법이다.
70세인 나도 이만큼 달라질 수 있었다. 이대로 근육 단련을 계속하면, 80세가 되어도 90세가 되어도 여전히 변할 수 있다고 생각한다.
그렇다, 지금 이 책을 읽고 있는 여러분이 몇 살이든 간에 달라질 수 있다는 말이다.

20대나 30대인 젊은 사람도, 40대나 50대로 생활 습관병을 걱정하는 사람도, 이 책을 계기로 근육 만들기에 눈을 떴으면 좋겠다. 지금부터 시작하면 건강한 몸으로 즐거운 노후를 맞이할 수 있다. 60대 이상인 사람은 나와 함께 더 건강하고 생기발랄해지자. 몇 살에 시작하든 반드시 '내일은 오늘보다 조금 더 강한 나'가 될 수 있다.
후회가 남지 않는 남은 인생을 위해, 언젠가 죽음이 찾아와도 충분히 만족스러웠다고 말할 수 있도록, 근육 단련을 하면서 하루하루 자유롭고 재미있게 살자.

2019년 5월
가마타 미노루

평생 넘어지지 않는 몸을 만드는

스쿼트 발뒤꿈치 쿵

초판 1쇄 발행 2020년 9월 1일

지은이 가마타 미노루
옮긴이 이윤미
펴낸이 김영조
콘텐츠기획팀 권지숙, 김은정, 김희현
디자인팀 왕윤경
마케팅팀 이유섭, 박혜린
경영지원팀 정은진
외부스태프 본문 디자인 박진희
펴낸곳 싸이프레스
주소 서울시 마포구 양화로7길 44, 3층
전화 (02)335-0385/0399
팩스 (02)335-0397
이메일 cypressbook1@naver.com
홈페이지 www.cypressbook.co.kr
블로그 blog.naver.com/cypressbook1
포스트 post.naver.com/cypressbook1
인스타그램 싸이프레스 @cypress_book
스티커 아트북 @cypress_stickerartbook
출판등록 2009년 11월 3일 제2010-000105호

ISBN 979-11-6032-100-5 13510

이 도서의 국립중앙도서관 출판예정도서목록(CIP)은 서지정보유통지원시스템 홈페이지(http://seoji.nl.go.kr)와 국가자료종합목록 구축시스템(http://kolis-net.nl.go.kr)에서 이용하실 수 있습니다. (CIP제어번호 : CIP2020031448)